婴幼儿养育照护指导用书

中国妇幼保健协会
婴幼儿养育照护专业委员会 | 组织编写

0~3岁婴幼儿养育照护

——安全与健康

主　编　易　彬　汪　鸿

副主编　赵职卫　练芮含　齐玉龙

编　者（按姓氏笔画排序）

孔　颖　龙荪瀚　乐　格　李　娟

李明惠　吴梅荣　邱晶晶　何　莉

张　玄　张小妮　陈　卉　周　萍

赵晓明　南　楠　郭　宇

人民卫生出版社

·北　京·

图书在版编目（CIP）数据

0~3 岁婴幼儿养育照护 . 安全与健康 / 易彬，汪鸿主编 . -- 北京 ：人民卫生出版社，2025. 5

ISBN 978-7-117-35869-9

Ⅰ. ①0… Ⅱ. ①易… ②汪… Ⅲ. ①婴幼儿—哺育—基本知识 Ⅳ. ①TS976. 31

中国国家版本馆 CIP 数据核字（2024）第 022668 号

人卫智网	www.ipmph.com	医学教育、学术、考试、健康，购书智慧智能综合服务平台
人卫官网	www.pmph.com	人卫官方资讯发布平台

0 ~ 3 岁婴幼儿养育照护——安全与健康

0 ~ 3 Sui Yingyou'er Yangyu Zhaohu——Anquan yu Jiankang

主　　编：易　彬　汪　鸿

出版发行：人民卫生出版社（中继线 010-59780011）

地　　址：北京市朝阳区潘家园南里 19 号

邮　　编：100021

E - mail：pmph @ pmph.com

购书热线：010-59787592　010-59787584　010-65264830

印　　刷：北京华联印刷有限公司

经　　销：新华书店

开　　本：889 × 1194　1/24　　印张：6.5

字　　数：78 千字

版　　次：2025 年 5 月第 1 版

印　　次：2025 年 5 月第 1 次印刷

标准书号：ISBN 978-7-117-35869-9

定　　价：39.80 元

打击盗版举报电话：010-59787491　E-mail：WQ @ pmph.com

质量问题联系电话：010-59787234　E-mail：zhiliang @ pmph.com

数字融合服务电话：4001118166　E-mail：zengzhi @ pmph.com

内容简介

本书依据国内外最新的婴幼儿养育照护理念，结合婴幼儿生长发育规律、健康保障和养育照护要点，为家庭及托育机构的婴幼儿照护人提供具体健康概念、测量评估方法、实施步骤和技巧，以期使家庭及托育机构能防范养育照护风险，提高养育照护质量。本书主要围绕 0～3 岁婴幼儿的健康监测、卫生习惯建立、安全保障、常见健康问题、意外防范、预防接种等内容展开，分为健康监测、卫生习惯、特殊婴幼儿养育照护、安全保障、常见健康问题、伤害防范、免疫接种等 8 章。本书内容通俗易懂，实用性和可操作性强，并配了一些简洁明了的小贴士和插图，使照护人从中可以学习到养育照护宝宝的知识和方法，以在实际生活或工作中更加科学、安全地照护宝宝。希望本书能成为父母、家庭及托育机构照护人的好帮手，做到科学、轻松、快乐育儿，为宝宝一生的健康发展奠定良好基础。

主编简介

易彬 主任医师，硕士研究生导师。现任甘肃省妇幼保健院副院长，从事儿科临床工作 30 余年，为甘肃省领军人才、中青年学术技术带头人、中华医学会儿科分会新生儿学组秘书，中国医师协会新生儿医师分会副会长，中国妇幼保健协会婴幼儿养育照护专业委员会副主任委员，甘肃省医学会新生儿专业委员会主任委员、儿科专业委员会副主任委员，甘肃省儿科质量控制中心主任，甘肃省儿科临床研究中心负责人。近 5 年主持及参与完成科研项目 16 项，发表儿童健康与疾病相关专业论文 56 篇。

汪鸿 医学博士，主任医师，硕士研究生导师。现任湖北省妇幼保健院儿童保健科主任，湖北省儿童发育行为中心办公室主任。湖北省女职工建功立业标兵，武汉市第五届中青年骨干人才，湖北省医学青年拔尖人才。担任中国妇幼保健协会婴幼儿养育照护专业委员会副主任委员，中国妇幼保健协会儿童神经发育障碍防治专业委员会常委，中国研究型医院学会过敏医学专业委员会青年委员，湖北省预防医学会儿少卫生专业委员会常委，湖北省预防医学会疫苗与免疫专业委员会常委。主持省部级科研项目十余项，发表论文 30 余篇，曾获“全国妇幼健康科学技术奖”二等奖，“湖北省科技进步奖”二等奖、三等奖。

前言

0～3岁婴幼儿时期是生命早期最重要的阶段，这个时期身体各器官功能尚未成熟，也是最脆弱、最易受到损伤的时期，同时又具有最大的可塑性、最大的发展潜力，这个时期的早期发展直接影响成年期乃至一生的健康，因此0～3岁婴幼儿更需要特殊的关爱、照护和支持，需要得到科学、适宜的养育照护，获得最佳的早期发展，受益终身。

婴幼儿主要的生活场所是家庭和托育机构，大部分时间是在父母或家庭其他成员的照护中度过的，父母及其他照护人的养育技能直接影响婴幼儿的体格生长、心理发育和社会适应能力的全面发展。《国务院办公厅关于促进3岁以下婴幼儿照护服务发展的指导意见》（国办发〔2019〕15号）指出3岁以下婴幼儿照护服务是全生命周期服务管理的重要内容，事关婴幼儿健康成长，事关千家万户。发展婴幼儿照护服务的目标是为家庭提供科学养育指导，提高养育照护人的育儿技能。

编者在多年的儿童保健工作中对一些家长或托育机构照护人在照护宝宝方面遇到的问题常有耳闻，了解他们的困惑，也目睹过一些家长或托育机构照护人在照护宝宝过程中的错误行为方式或方法，深感一个合格的照护人不仅仅需要有爱心，还需要具备良好的养育照护知识和技能才能真正照护好宝宝，呵护他们健康成长。为此，提供一本通俗易懂、科学规范的育儿书籍，帮助照护人实现高质量照护，将是一件非常有意义的事。

需要特别提醒的是，书中内容大多顾及的是共性问题，但每个宝宝都是独一无二的，照护人在养育照护宝宝的过程中既要遵循婴幼儿生长发育特点，又要充分了解被照护的宝宝，尊重宝宝间的差异，实施个性化的养育照护措施。遇到个别特殊情况或困难时，请咨询身边专业的医生，得到更加具体、有针对性的指导和帮助。

本书参编人员都是具有多年工作经验的专业医护人员，每天与照护人和宝宝打交道，最了解照护人的需求和痛点，这本书就是大家多年来工作经验的结晶，适用于家庭和托育机构照护人阅读。希望本书能成为父母、家庭及托育机构照护人的好帮手，让照护人技能在身，轻松、快乐育儿，为宝宝一生的健康发展奠定良好的基础。

编者

2025年3月

目录

第一章 健康监测

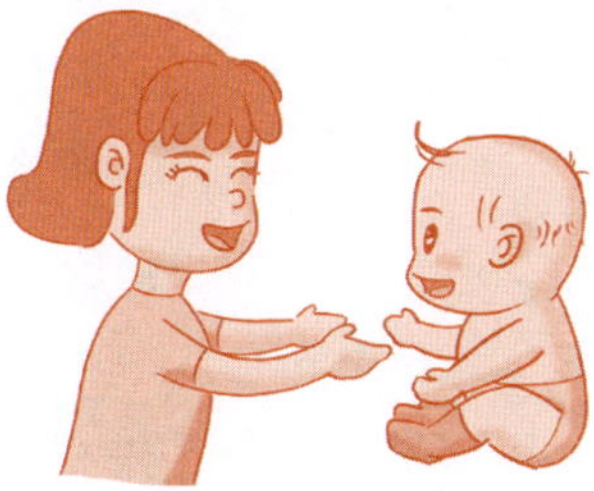

第二章 卫生习惯

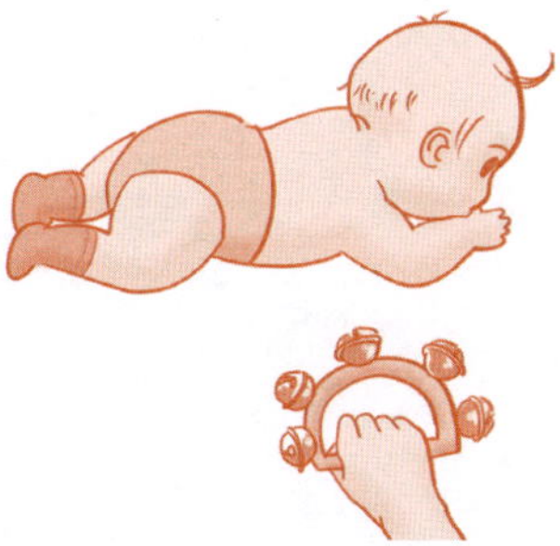

第三章 特殊婴幼儿养育照护

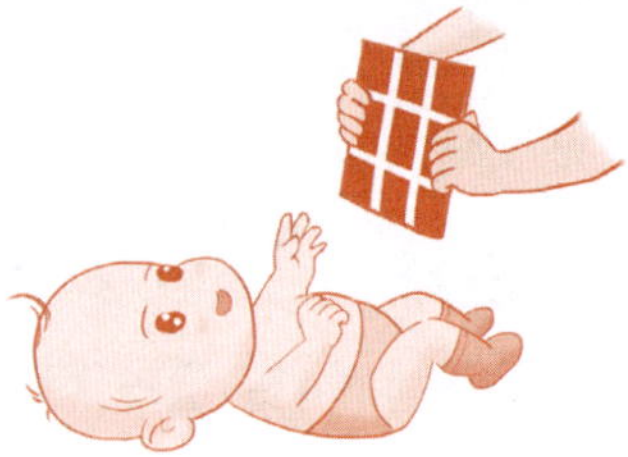

第四章 托育机构基本卫生保健

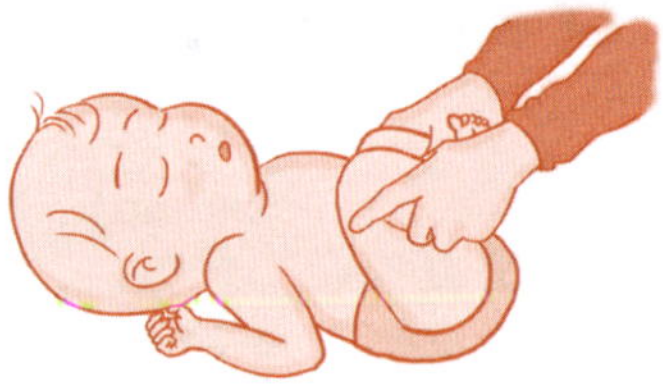

第五章 安全保障

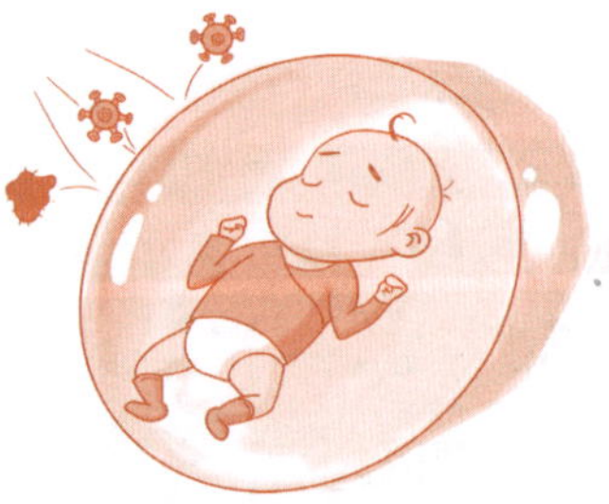

第六章 常见健康问题

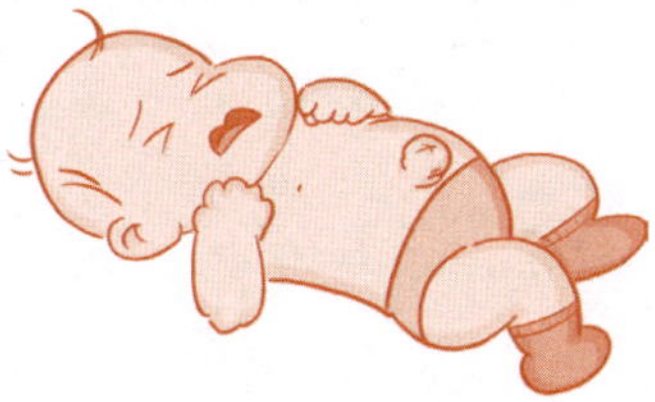

第七章 伤害防范

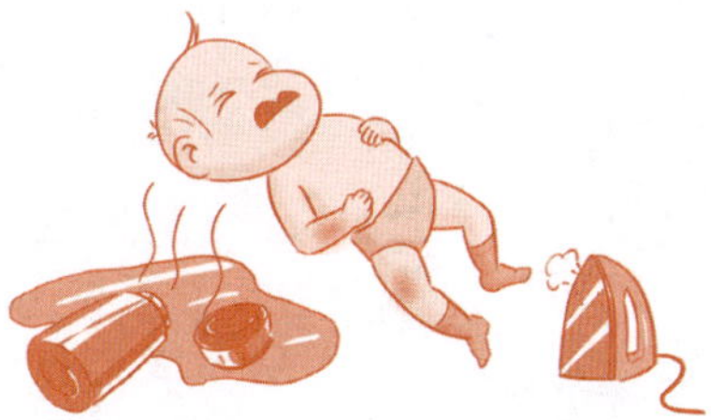

第八章 免疫接种

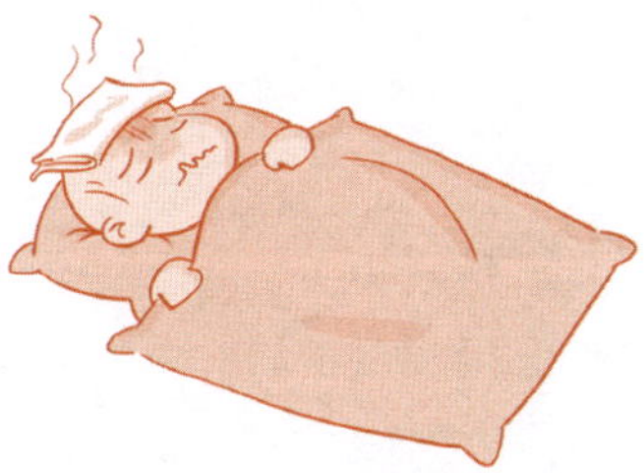

第一章

健康监测

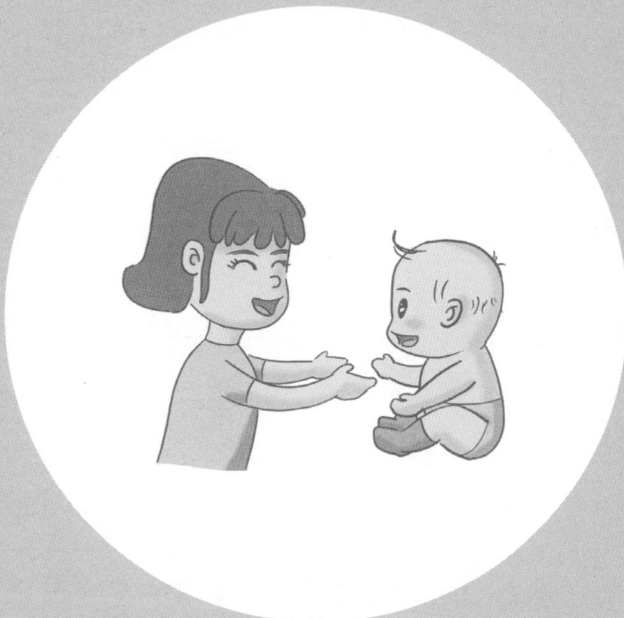

“合抱之木，生于毫末”，生命之树从生根发芽，到枝繁叶茂，需要阳光雨露的滋润，也会经历风吹雨打的考验。健康从来不是一蹴而就的，而是需要精心呵护和培育。这就提示我们在生命发育的每一个阶段，都要做到了解生命成长的客观规律。人类医学的不断进步和发展，使得我们对生命的起源和奥秘有了更加清晰地洞悉和把握，从而能够依据生命发育的客观规律，采用科学的方法和途径，对个体的健康状态进行精准地评估和监测，最大限度地保障生命之树健康茁壮成长。

一、儿童健康监测简介

儿童健康监测是指对儿童健康状况的定期观察或不定期调查及普查，以掌握其健康及疾病状况。健康监测可采用日常健康监测、健康调查和专项调查的形式。健康监测是获取健康相关信息的主要途径，可为健康风险评价提供基础数据和科学依据。

儿童健康监测的目的

只有对健康状态有充分地了解并对影响健康的结局做到胸有成竹，才是对健康的真正负责和最大促进。儿童健康监测主要有以下几个目的。

1. 获取被管理儿童的健康相关信息及动态变化情况。

2. 为分析健康相关危险因素和健康风险评估提供依据。

3. 依据健康风险评估结果，制订有计划的、个性化健康指导方案。

4. 对健康危险因素实施早期干预。

5. 评价早期干预和健康改善效果。

儿童健康监测的基本内容

1. 建立儿童健康档案。健康档案是生命之旅的“健康说明书”，它负责记录与儿童健康相关的一切“故事”和说明。辖区儿童到乡镇卫生院、村卫生室、社区卫生服务中心（站）接受服务时，由医务人员负责为其建立儿童健康档案，并根据其主要健康问题和接受照护情况填写相应记录。儿童健康档案的建立应该符合卫生行政主管部门的规范要求，包括儿童信息、儿童健康信息、疾病家族史、儿童疾病相关信息、生活方式（膳食、运动、睡眠等）等内容。

2. 动态健康监测。生命在成长、变化中展现出其丰富多样性，而作为生命最重要属性的健康状态，也处于变化之中，需要对每个儿童进行动态监测。儿童健康监测是指通过健康体检和健康咨询等多种健康管理服务形式或通过在健康管理服务机构指导下的家庭自我管理，对儿童健康状态进行动态监测。健康管理服务机构和被管理儿童照护人之间对健康相关信息及疾病相关信息进行及时、有效地沟通，做到全面掌握儿童健康状况，及时干预健康危险因素和控制疾病进展。

3. 干预效果评价。健康监测、风险评估和健康干预是健康管理中一个周而复始的动态连续过程，上一个周期健康管理过程中的干预措施及健康指导计划的实际效果如何，可以通过健康监测的相关数据来验证，使健康指导计划不断得到改善。

4. 专项健康管理和疾病管理服务的健康监测。专项健康管理和疾病管理服务与常规健康监测有所不同，它的监测对象是特殊群体或患者群体，监测指标依据专项内容或特定疾病的特点来设计，监测频率和形式也应根据管理需要确定。除了健康管理机构提供的管理服务外，自我管理、群组管理和管理手册也是有益的健康监测和健康管理手段。

儿童在 3 岁前是最具有健康状态和发育结局多样性的阶段，差之毫厘，可能就会失之千里。这一时期儿童健康监测内容包括生长发育监测、神经心理发育监测及照护者的健康监测。常用的儿童健康监测方法：生长发育曲线、丹佛发育筛查测验（denver development screen test，DDST）、年龄与发育进程问卷（ages and stages questionnaires，ASQ）、儿童发育问题预警征象等。

二、1岁内宝宝健康监测

宝宝从呱呱坠地，就开始了精彩的人生旅程。出生后最初的 12 个月，是宝宝充分适应外界环境和发展速度最快的时期。这一时期是生长发育旺盛的阶段，如果生长迟缓，常预示着喂养不当或疾病等因素的先兆。定期带宝宝去儿童保健科进行体格生长测量评估，是解决心中疑虑的最佳方法。

1 岁内宝宝体格生长监测指标参考值

年龄		平均身长 / 厘米	平均体重 / 千克	平均头围 / 厘米	平均胸围 / 厘米
1 月龄	男	56.9（52.3～61.5）	5.1（3.8～6.4）	38.1	37.3
	女	56.1（51.7～60.5）	4.8（3.7～5.9）	37.4	36.5

续表

年龄		平均身长 / 厘米	平均体重 / 千克	平均头围 / 厘米	平均胸围 / 厘米
3 月龄	男	63.0 （58.4～67.6）	7.0（5.4～8.6）	41.0 （38.4～43.6）	41.5 （37.4～45.7）
	女	61.6 （57.2～66.0）	6.4（5.2～7.9）	40.1 （37.7～42.5）	39.5 （36.5～42.7）
6 月龄	男	68.6 （64.0～73.2）	8.5（6.7～10.3）	44.1 （41.5～46.7）	43.9 （39.7～48.1）
	女	67.0 （62.4～71.6）	7.8（6.2～9.5）	43.0 （40.4～45.6）	42.9 （38.9～46.9）
8 月龄	男	70.1 （65.5～74.7）	8.8（6.9～10.7）	45.0 （42.4～47.6）	44.9 （40.7～49.1）
	女	68.4 （63.6～73.2）	8.2（6.4～10.1）	43.8 （42.2～46.3）	43.7 （39.7～47.7）
12 月龄	男	75.3 （70.1～80.5）	9.8（7.7～11.9）	46.3 （43.7～48.9）	46.2 （42.2～50.2）
	女	74.0 （68.6～79.2）	9.2（7.2～11.2）	45.2 （42.6～47.8）	45.1 （41.1～49.1）

1 月龄

1. 体格生长

身长：出生至 1 月龄时，男宝宝平均身长为 56.9 厘米（52.3～61.5 厘米），女宝宝平均身长为 56.1 厘米（51.7～60.5 厘米）。1 月龄内宝宝的身长增长不受遗传因素影响，虽然存在个体差异，但差异比较小。影响身长的因素多为营养、疾病、环境、睡眠、运动等。

体重：1 月龄男宝宝的体重平均为 5.1 千克（3.8～6.4 千克），1 月龄女宝宝的体重平均为 4.8 千克（3.7～5.9 千克），但这只是平均数值，宝宝的体重增长存在个体差异，要参考宝宝的出生体重，宝宝在出生后第 1 个月增长 800～1 000 克为正常。

头围：是大脑发育的指标，反映脑和颅骨的发育程度，会影响宝宝今后智力发展。宝宝刚出生时，平均头围为 34 厘米。1 月龄时，男宝宝平均头围为 38.1 厘米，女宝宝平均头围为 37.4 厘米。

胸围：反映了胸廓生长发育情况。测量胸围使用软尺，让婴儿平躺在床上，将软尺零点固定放在乳头下缘，经两肩胛骨围绕一圈回至零点读取数值即可，取其吸气和呼气两个数值的平均值。一般刚出生时，宝宝的胸围比头围小 1～2 厘米；1 月龄时男宝宝的平均胸围为 37.3 厘米，女宝宝的平均胸围为 36.5 厘米，比刚出生时增加 6～7 厘米。

前囟：每个宝宝的前囟大小存在个体差异。正常情况下，前囟平坦，张力不大，可看到一直在跳动。如果前囟过于凹陷或过于突出，均属异常，过于凹陷可能是脱水，过于突出可能是颅内压增高。

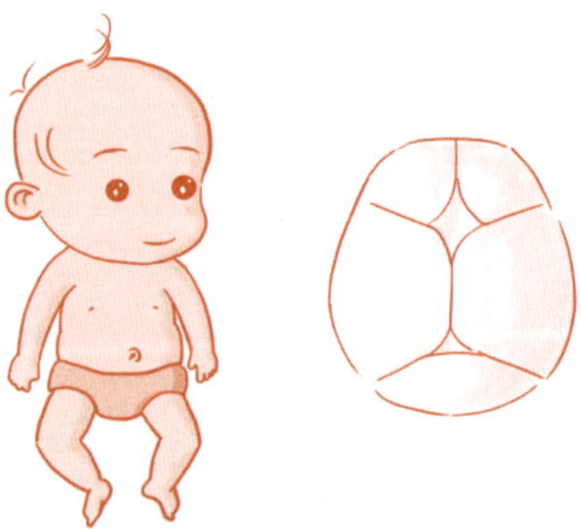

囟门

2. 感觉发育

视觉：1 月龄时宝宝眼睛比以前更加清澈，眼球转动更加灵活，对周围环境更为警觉，有更多、更明显的应答，可四下观看，视力明显提高，但仍然不能看清楚30 厘米以外的物体。对于视力范围内感兴趣的物体，宝宝不仅能够注视静止的，还能追随物体移动而转移视线，注意的时间也逐渐延长。

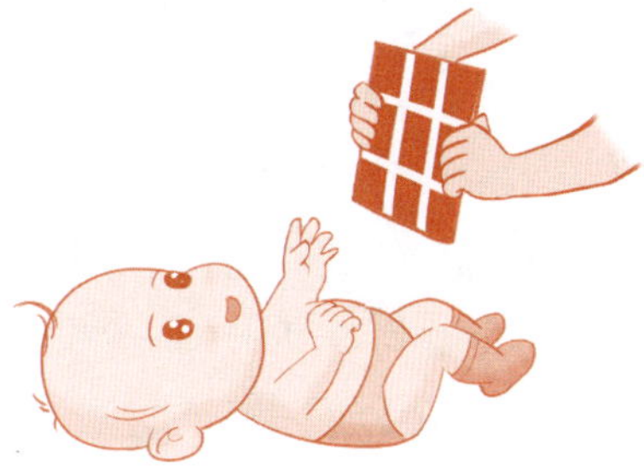

追视训练

听觉：1 月龄时宝宝听觉已经很敏感了，会对近旁10～15 厘米处的响声产生眨眼、皱眉等反应，甚至头还会转向声源。不仅如此，还能够区别语言响声和非语言响声，如家人的脚步声、开门声、放水声、碰撞声及窗外的车喇叭声、雨声等。宝宝还能区别不同的语音，最喜欢听照护人对自己说话，并能表现出愉快的表情。在宝宝哭闹时，妈妈如果哄他 / 她，即使声音不高，宝宝也会很快地安静下来；如果宝宝正在吃奶时听到爸爸或妈妈的说话声，便会中断吸吮动作；宝宝对突如其来的响声会表现出惊恐和不愉快，还可能会因此受到惊吓而啼哭。

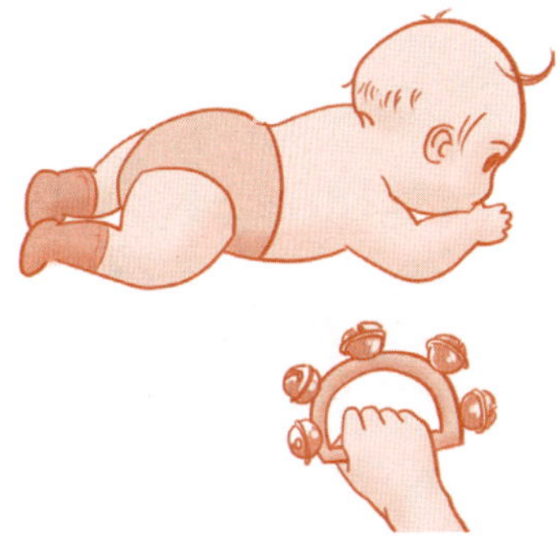

追听训练

嗅觉：1 月龄时宝宝已经可依靠嗅觉能力来辨别母亲，寻找乳头，能区别母乳香味，对刺激性气味表示厌恶，会有目的地逃避。在大多数环境中，宝宝都有机会练习嗅觉，如母乳味、母亲的体味、家里的做饭味等。

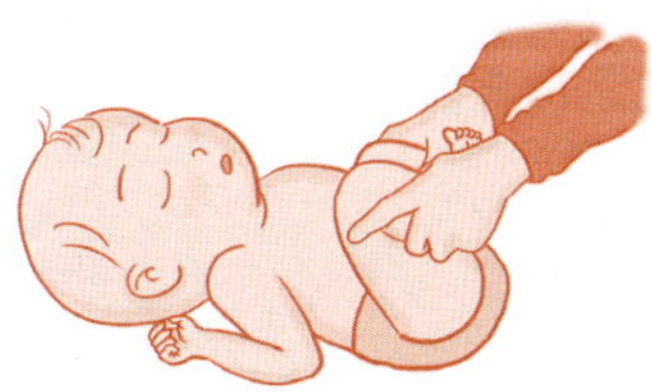

宝宝抚触

味觉：1 月龄时宝宝最喜欢有甜味的水，而对咸的、酸的或苦味的水会产生不愉快的表情，表现出明确的厌恶。

3. 运动发育 1 月龄时宝宝的身体逐渐开始有劲儿了，俯卧时可以用小手支持大约 10 秒，但还有些摇摆，能够将头抬起约 5 厘米；或头贴在床上，身体呈半控制地随意运动，会交替踢腿；如果将宝宝竖直抱起来，宝宝的头不但能颤颤巍巍地挺直片刻，还能随视线转动 90° 左右；仰卧时，宝宝的双臂会弯曲放在头的旁边，有时双手张开，手指能够展开合拢；宝宝开始注意到手的存在，能够抬起手在胸前玩儿；如果把玩具放到宝宝手中，宝宝会抓得很牢，并能在手里握较长时间。给宝宝每天进行运动抚触，可促进宝宝身心全面发展。

4. 视觉检查 利用小手电筒观察宝宝是否有斜视。

5. 听觉检查 观察外耳有无耳廓畸形、耳前瘘管等；将耳镜放入宝宝的耳道，检查是否有中耳炎等疾患。利用耳声发射仪进行筛查，筛查异常者宜行脑干听觉诱发电位检查诊断。

6. 口腔检查 观察口腔黏膜有无破溃、有无“马牙”及鹅口疮等疾患。

7. 生殖器检查 观察宝宝的生殖器，可知尿道是否发炎，有无隐睾、睾丸鞘膜积液、肛周脓肿等疾患。

8. 语言发展 1 月龄宝宝语言能力发育的特点是会笑出声。当照护人把宝宝逗得高兴时，宝宝会发出短暂而真实的笑声。

9. 社交行为 1 月龄宝宝与人交流是用笑和啼哭的方式。笑是告诉照护人自己身体很健康，心情很好；啼哭是想告诉照护人自己哪里不舒服了。

3 月龄

1. 体格生长

身长：3 月龄男宝宝平均身长为 63.0 厘米，正常范围为 58.4～67.6 厘米；3 月龄女宝宝平均身长为 61.6 厘米，正常范围为 57.2～66.0 厘米。

体重：3 月龄男宝宝平均体重为 7.0 千克，正常范围为 5.4～8.6 千克；3 月龄女宝宝平均体重为 6.4 千克，正常范围为 5.2～7.9 千克。

头围：3 月龄男宝宝平均头围为 41.0 厘米，正常范围为 38.4～43.6 厘米；3 月龄女宝宝平均头围为 40.1 厘米，正常范围为 37.7～42.5 厘米。

胸围：3 月龄男宝宝平均胸围为 41.5 厘米，正常范围为 37.4～45.7 厘米；3 月龄女宝宝平均胸围为 39.5 厘米，正常范围为 36.5～42.7 厘米。

前囟：3 月龄宝宝的前囟大小为 1～2 厘米，可能会出现假性闭合。

2. 感觉发育

视觉：3 月龄的宝宝可以跟踪面前半周视野内运动的任何物体。当宝宝仰卧时，如果将玩具从一侧拿给宝宝，宝宝便会注意到，双臂活动起来，但手不一定会靠近玩具，或是仅有微微抖动。3 月龄的宝宝，视觉发育最明显的一个特点是头眼协调能力好，视线灵活，能够从一个物体转移到另外一个物体，也能够随移动的物体从一侧到另一侧，移动 180°，如果玩具从手中滑落掉到地上，宝宝会用眼睛去寻找。

听觉：如果在宝宝一侧耳后大约 15 厘米的地方晃动摇铃，宝宝能转过头向发声的方向去寻找声源。3 月龄的宝宝已经能辨别不同音色，分辨熟悉和不熟悉的声音，听到妈妈的声音特别高兴，眼睛会朝着发出声音的方向看。宝宝对语言中表达的情感已很敏感，能够表现出不同的反应，如对愤怒的声音感到害怕、对玩具发出的声音会很有兴趣等。

嗅觉：3 月龄末时，宝宝已经可以对两种不同的气味进行分辨，但还不稳定。

味觉：3 月龄的宝宝只要手上拿着东西，不管是能吃的还是不能吃的，都会一股脑儿往嘴里送。

3. 运动能力 3 月龄的宝宝已经出现手眼协调动作。躺着时，四肢伸展，可以抬起头，会自然踢腿来移动身体。宝宝从这个月开始就会侧翻身了。俯卧时，身体四肢伸展，背部挺起和弯曲，会伸直腿，并可以轻轻抬起屁股，膝盖向前缩起，用肘部支撑时，可以抬起头部和胸部。

4. 视觉检查 3 月龄的宝宝可进行瞬目反射检查和红球试验，可评估近距离视力和注视能力。宝宝取顺光方向，照护者以手或大物体在宝宝眼前快速移动，但不接触到宝宝，若宝宝立刻出现反射性、防御性的眨眼动作，为瞬目反射检查正常；用直径 5 厘米左右、色彩鲜艳的红球在宝宝眼前 20～33 厘米距离缓慢移动，可以重复检查 2次或3 次，若宝宝出现短暂寻找或追随注视红球的表现，为红球试验正常。利用手电筒可测试出宝宝是否患有斜视问题，如果有的话，能够及早发现并加以矫正。

5. 听觉检查 利用耳镜观察宝宝的耳道是否受到阻塞或不洁。利用耳声发射仪筛查，筛查异常者宜行脑干听觉诱发电位检查进行诊断。

6. 口腔检查 观察口腔黏膜有无破溃及鹅口疮等疾患。

7. 生殖器检查 触诊并观察宝宝的生殖器，可知尿道是否发炎，有无隐睾、睾丸鞘膜积液、肛周脓肿等疾患。

8. 语言发展 到了 3 月龄时，有些宝宝已经会努力地发出像“m”和“b”这样的辅音，而且不停地重复。宝宝对自己的声音开始感兴趣，可以自言自语。此时宝宝在语言发育和感情交流方面进步较快。

9. 社交行为 3 月龄宝宝开始能够区分出陌生人和熟人。如果听到街上或电视中有儿童的声音，宝宝就会扭头寻找。相比之下，宝宝对陌生人只会好奇地看一眼或微笑一下。可以看出，宝宝已经开始分辨生活中的人了。

6 月龄

1. 体格生长

身高：6 月龄男宝宝平均身高为 68.6 厘米，正常范围为 64.0～73.2 厘米；6 月龄女宝宝平均身高为 67.0 厘米，正常范围为 62.4～71.6 厘米。

体重：6 月龄男宝宝平均体重为 8.5 千克，正常范围为 6.7～10.3 千克；6 月龄女宝宝平均体重为 7.8 千克，正常范围为 6.2～9.5 千克。

头围：6 月龄男宝宝平均头围为 44.1 厘米，正常范围为 41.5～46.7 厘米；6 月龄女宝宝平均头围为 43.0 厘米，正常范围为 40.4～45.6 厘米。

胸围：6 月龄男宝宝平均胸围为 43.9 厘米，正常范围为 39.7～48.1 厘米；6 月龄女宝宝平均胸围为 42.9 厘米，正常范围为 38.9～46.9 厘米。

前囟：6 月龄宝宝的前囟明显缩小，个别宝宝会出现膜性闭合——从外观上检查似乎闭合了，但是 X 线检查显示并没有闭合。

2. 感觉发育

视觉：宝宝的远距离视觉进一步发展，能够辨别物体的远近和空间。眼睛可以慢慢根据物体靠近或远离调整焦距来对焦了，能够注意远处活动的东西，如天上的小鸟等。6 月龄的宝宝最喜欢寻找那些突然不见的玩具，照护人可以经常跟宝宝玩“躲猫猫”的游戏，观察宝宝的兴奋程度和反应是否及时。

听觉：6月龄宝宝的听力比以前更加灵敏了，能够分辨不同的声音，并学着发声，在倾听自己发出的声音和别人发出的声音时，能够将声音和声音的内容建立联系，如在宝宝面前说“妈妈”，宝宝会把头转向妈妈。能熟练地寻觅声源，听懂语气、语调抒发的差别意义。

嗅觉：6月龄时，随着宝宝大脑的发育，认知能力提高，宝宝已经开始逐渐将气味记忆下来。

味觉：6月龄时，照护人可以尝试给宝宝多一些味蕾的锻炼机会。随着辅食的逐渐增加，当宝宝吃甜品的时候，告诉宝宝这是甜味，给宝宝微酸的食物时，告诉宝宝这是酸味。

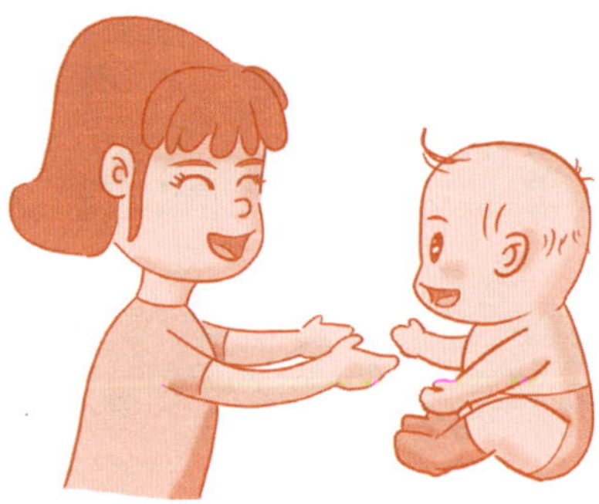

亲子互动

3. 运动能力 当宝宝平躺时，会不停地运动，还会抓住自己的脚或身边的任何东西塞进口中。6月龄的宝宝翻身已经非常灵活了，部分宝宝已经有了爬的愿望和动作。

4. 五官检查 观察眼睛、耳朵、鼻子有无畸形、红肿、分泌物等特殊情况。

5. 语言发展 6月龄时宝宝的语言发展已经进入了敏感期，能够发出比较明确的音节，与人玩儿或独处时会自然地发出各种声音，很可能已经会发“baba”“mama”音了。宝宝开始模仿别人嘴和下颌的动作，如咳嗽等。

6. 社交行为 6 月龄时宝宝可以区别亲人和陌生人，看见看护自己的亲人会高兴。开始观察照护人的行为，当照护人站在面前伸开双手招呼他 / 她时，他 / 她会微笑，并伸手要求抱。

8 月龄

1. 体格生长

身长：8 月龄男宝宝的平均身长为 70.1 厘米，正常范围为 65.5～74.7 厘米；8 月龄女宝宝的平均身长为 68.4 厘米，正常范围为 63.6～73.2 厘米。

体重：8 月龄男宝宝的平均体重为 8.8 千克，正常范围为 6.9～10.7 千克；8 月龄女宝宝的平均体重为 8.2 千克，正常范围为 6.4～10.1 千克。

头围：8 月龄男宝宝的平均头围为 45.0 厘米，正常范围为 42.4～47.6 厘米；8 月龄女宝宝的平均头围为 43.8 厘米，正常范围为 42.2～46.3 厘米。

胸围：8 月龄男宝宝的平均胸围为 44.9 厘米，正常范围为 40.7～49.1 厘米；8 月龄女宝宝的平均胸围为 43.7 厘米，正常范围为 39.7～47.7 厘米。

前囟：8 月龄宝宝的前囟基本与 7 月龄相同。

2. 感觉发育

视觉：8 月龄宝宝视觉的清晰度和深度已经基本上与照护人一样了，距离感更加精细，并突然开始害怕边缘和高处。宝宝的视神经充分发育，已经可以看到远处的物体，如远处的高楼、街上的汽车等。虽然宝宝的注意力更多地还是集中在靠近他 / 她的物体上，但他 / 她的视力已经足以辨认房间另一边的人和物体了，目光还能够随着下落的物体移动，分辨颜色的能力也基本发育完全了，喜欢鲜艳、明亮的颜色，尤其喜欢红色。

听觉： 8 月龄宝宝的听力越来越敏感，将微弱声源靠近宝宝的耳朵，宝宝能够听见并转头寻找声源。对外界的各种声音，如车声、雷声、犬吠声表示关心，会突然转头看。当听到一种声音突然变换成另一种声音时，能够立刻表示关注。

嗅觉： 8 月龄宝宝的嗅觉已相当成熟。之前，宝宝对特殊刺激性气味有类似轻微受到惊吓的反应，此时宝宝渐渐地变为有目的地回避，表现为翻身或扭头等，说明这时宝宝的嗅觉已经变得更加敏锐。

味觉： 8 月龄宝宝的味觉已经接近照护人。这一生长阶段的宝宝，较能接受新的口味和不同的食物材质。因此，照护人需要给宝宝提供多种口味的食物，将来宝宝能接受的食物种类也会更多。

3. 运动能力 8 月龄时宝宝学会了爬行，可以双手握着玩具独自坐稳；可以坐着玩，还会左右自如地转动上身，转向达 90° 也不会使自己倾倒。尽管宝宝仍然不时向前倾，但能用手臂支撑。8 月龄的宝宝能用手扶着物体站一会儿，站起来后会自己蹲下，少数宝宝可能还会扶着墙或家具侧走。宝宝的手指更为灵巧，会用手指挖洞或勾住东西，可以拿住细小的东西。

4. 五官检查 观察眼睛、耳朵、鼻子有无畸形、红肿、分泌物等特殊情况。

5. 语言发展 8 月龄的宝宝发音明显增多，试着模仿声音及发音的顺序，在倾听自己和周围人说话时，将元音和辅音结合在一起发出各种声音，如“爸爸”“妈妈”“拜拜”等。

6. 社交行为 此时的宝宝已经开始理解别人的情感；喜欢让照护人抱着，当照护人站在宝宝面前，伸开双手招呼宝宝时，宝宝会露出微笑，并伸手表示要抱；喜欢玩捉迷藏、拍手等游戏，并会模仿照护人的动作。

12 月龄

1. 体格生长

身长：12 月龄男宝宝的平均身长为 75.3 厘米，正常范围为 70.1～80.5 厘米；12 月龄女宝宝的平均身高为 74.0 厘米，正常范围为 68.6～79.2 厘米。

体重：12 月龄男宝宝的平均体重为 9.8 千克，正常范围为 7.7～11.9 千克；12 月龄女宝宝的平均体重为 9.2 千克，正常范围为 7.2～11.2 千克。

头围：12 月龄男宝宝的平均头围为 46.3 厘米，正常范围为 43.7～48.9 厘米；12 月龄女宝宝的平均头围为 45.2 厘米，正常范围为 42.6～47.8 厘米。

胸围：12 月龄男宝宝的平均胸围为 46.2 厘米，正常范围为 42.2～50.2 厘米；12 月龄女宝宝的平均胸围为 45.1 厘米，正常范围为 41.1～49.1 厘米。

前囟：宝宝的前囟继续缩小，一般 12～18 个月时闭合。12 月龄宝宝的前囟接近闭合。

2. 感觉发育

视觉：12 月龄宝宝的双眼调节功能已经比较好了，能够区别垂直线与横线，可以分别物体的大小，目光能够跟随坠地的物体。视觉能力发展较快，能够有意识地集中注意力，视觉记忆也不断提高，宝宝喜欢认图片。

听觉：12 月龄宝宝的听觉灵敏，对声音的理解与转化能力强。不仅可以听懂照护人一些简单的指令，而且可以明白照护人语调变换的含义，能够按照护人的指令行事。

嗅觉：12 月龄宝宝的嗅觉发展到了一个比较灵敏的时期，宝宝尤其喜欢芳香的气味。

味觉：12 月龄宝宝的味觉已经和照护人的能力大体相当了，对于自己喜好的甜味或者咸味，宝宝会用表情表现出来。这个时期是宝宝味觉发育的关键期，此时最好让宝宝尝试尽可能多种类的食物，增加不同体验。

3. 运动能力 12 月龄宝宝会站起、坐下，绕着家具走的行动更加敏捷，爬行的速度越来越快，各种体位转换都更加熟练。在宝宝站着时，能够弯下腰去捡东西，也会试着爬到一些矮的家具上去。

4. 视觉检查 可以检测眼压，有无近视、散光等。

5. 听觉检查 利用耳镜观察宝宝的耳道是否受到阻塞或不洁。利用耳声发射仪筛查，筛查异常者宜行脑干听觉诱发电位检查诊断。

6. 口腔检查 观察口腔黏膜的完整性、有无破溃及出牙数目。

7. 语言发展 12 月龄的宝宝见到爸爸和妈妈时，能够有意识地称呼“爸爸”“妈妈”。宝宝能够听懂照护人的命令，听故事的时候还会有表情反应等。日常生活中宝宝可以和照护人进行简单的单字语言对话。

8. 社交行为 12 月龄的宝宝比以前更喜欢情感交流活动，已初步建立起害怕、生气、喜爱、妒忌、焦急、同情等感情，宝宝对照护人的情感依赖也更加强烈，对特定的人有强烈的正面或负面情绪反应。

三、1～2岁宝宝健康监测

身体检查

大部分宝宝 1.5 岁时前囟已闭合，最迟 2 岁闭合，如若未闭合须及时到医院就诊。耳道检查主要是查看有无中耳炎，如发现耳膜鼓胀等情况，须及时进行适当的治疗。1.5 岁宝宝第一臼齿已经生长出来，照护人需要注意宝宝口腔清洁及护理，预防蛀牙；检查宝宝心脏功能，如心脏跳动是否异常、有无心脏杂音等，腹部触诊检查是否有肝、胃、脾肿大；检查宝宝双腿长度是否相同、有无内弯或外弯等。

体格生长的测量评估

1. 体重 宝宝 1 岁时体重约为出生时的 3 倍（10 千克），出生后第 2 年体重增加 2.5～3.5 千克。

2. 身高（长） 宝宝 1 岁时身长约 75 厘米，第 2 年增长速度减慢（为 10～12 厘米），即 2 岁时身长约 87 厘米。

3. 头围 宝宝出生后第 2 年头围增长减慢，约为 2 厘米；2 岁时，男宝宝的头围平均为 48.2 厘米，女宝宝的头围平均为 47.2 厘米。

运动发育能力的表现

1. 平衡与运动 13～15 月龄宝宝可独立行走，蹲下站起；16～18 月龄宝宝行走稳当，能爬楼梯；19～22 月龄宝宝会跑，可以用脚尖走路或倒退行走，可利用扶手或扶墙上楼；22～24 月龄宝宝会跑步、双脚蹦、一手扶护栏上下楼梯。

2. 精细运动 13～15 月龄宝宝会用汤匙、用笔乱涂画；18 月龄宝宝能叠 2～3 块积木，能将小丸投入小瓶子里；2 岁宝宝可叠 6～7 块方积木，能一页一页翻书，能模仿画道儿。

视觉检查

1. 眼外观 观察宝宝的眼睑有无缺损、炎症、肿物，有无睫毛内翻，两眼大小是否对称；结膜有无充血，结膜囊有无分泌物、持续溢泪；角膜是否透明呈圆形；瞳孔是否居中、形圆、两眼对称、黑色外观。

2. 眼球运动 在宝宝正前方，分别向上、下、左、右慢速移动手电筒。正常情况下，宝宝两眼注视光源时，两眼能够同时、同方向平稳移动，反光点保持在两眼瞳孔中央。

听觉检查

1. 耳外观检查 检查有无外耳畸形、外耳道异常分泌物、外耳湿疹等。

2. 听力筛查 运用听觉行为观察法或便携式听觉评估仪进行听力筛查。听觉行为观察法听力观察阳性指标：1 岁时对近旁声音无反应，不能发单字词音；2 岁时不能按照照护人指令完成相应动作，不能模仿照护人说话（不看口形）或说话别人听不懂。

口腔检查

检查乳牙萌出情况，若超过 15 月龄无第 1 颗牙萌出迹象，属乳牙萌出延迟，应及时诊治；提倡均衡营养，少吃甜食；禁食夜奶，因为夜里给宝宝吃完奶后不能及时清洁口腔，所以容易滋生细菌，引起龋齿，影响牙齿发育；指导照护人用宝宝牙刷给宝宝刷牙，需使用

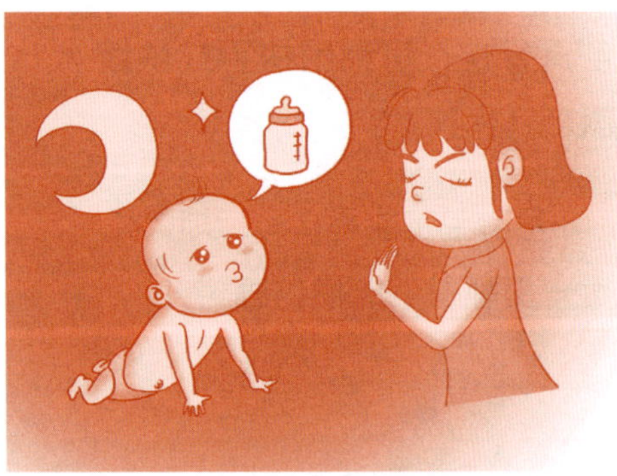

禁食夜奶

宝宝专用牙膏，每次用量米粒大小即可；定期检查，对釉质发育不全的患儿进行氟化物涂布等预防性处理。

语言发展的表现

13～15 月龄宝宝能够理解简单指令，懂得“不”，向他 / 她要东西知道给，可有意识叫爸爸、妈妈。

16～18 月龄宝宝会说日常生活中非常常见的基本词汇，如“抱、走、吃、喝”等十几个单词。懂得分辨身体的部位和器官，如眼、耳、口、鼻及手、脚。

19～22 月龄宝宝能够说出 2～3 个连贯的词或简单句，如“妈妈抱”“爸爸上班”“奶奶走”等，或者“宝宝要吃饭”“阿姨抱抱我”“妈妈不上班”等语句。会回答最简单的问题，能够运用语言来表达他们的要求和愿望，对照护人提出的问题能够表达愿意或不愿意。

22～24 月龄宝宝可回答简单问题，说 3～5 个字的句子，能表达个人需要，说两句以上的诗或儿歌，理解并说出常见物品用途，但是仍有些音节可能吐词不清，照护人要注意纠正，尽量让他 / 她吐字清晰。

社交行为发育的特征

1 岁以后的宝宝非常渴望与照护人或是同龄儿交流，更愿意与同龄儿玩耍。但是有一部分宝宝，尤其是女孩，开始知道害羞或认生感很强，此时需要照护人的协调和帮助，经常带领他们到户外活动，加强与他人的交往，培养宝宝与人交往的能力。1.5 岁宝宝已能用手拿起笔，但并不灵活，只能利用拳头执笔涂画。宝宝懂得玩洋娃娃，模仿照护人照顾宝宝的行为，证明宝宝的社交行为在发展中。2 岁宝宝社交能力已进步很大，一般可以自己穿衣服和脱衣服，饮水和吃饭可以应付自如。这表示宝宝自我照顾的意识增强，照护人不妨让宝宝开始学习独立。

情感发育的表现

1～2 岁宝宝独立性增强，会出现反抗性行为，特别是在比较熟悉的成年人面前，分离焦虑有所加重，然后又逐渐消失。2 岁宝宝可以公开表达情感，有丰富的情感表达，抗拒日常生活规律中的重要变化。

1～2 岁宝宝发育健康表

本书中列出的各阶段发育特点仅提供一个宝宝成长的大致变化情况，如果你的宝宝略有不同也不必紧张。如果宝宝在 1～2 岁时显示出以下迹象，可能代表发育迟缓，应咨询儿科医生。

★ 1.5 岁后依旧不会走路。

★ 开始走路后，无法学会“从脚跟到脚尖”的走路方式，只会用脚尖走路。

★ 1.5 岁后，会说的字少于 15 个。

★ 2 岁后，不会说由两个词组成的句子。

★ 15 月龄后，看上去不明白家中一些常见物品的作用（如牙刷、手机、钟表、叉子、勺子等）。

★ 不会模仿声音或者行动。

★ 2 岁后，听不懂一些简单的指令。

★ 2 岁后，无法推动带轮子的玩具。

★ 经常跌倒，不会上、下楼梯。

★ 仍然不停地流口水或吐字不清。

★ 不会用 4 块以上的积木搭高塔。

★ 摆弄小物体时有困难。

★ 无法用短句交流。

★ 不会参与角色扮演（假装）游戏。

★ 无法理解简单的命令。

★ 对其他宝宝不感兴趣。

★ 极难与母亲分开。

★ 回避视线交流。

★ 对玩具没有什么兴趣。

四、2～3岁宝宝健康监测

体格生长的测量评估

1. 体重 2 岁至青春前期体重增长减慢，年增长值约为 2 千克。宝宝体重的增长为非等速增加，进行评价时应以宝宝自己的体重变化为依据，不可将公式计算的体重或人群体重均数当作“标准”进行评价。

2. 身高（长） 2 岁以后儿童身高每年增长 6～7 厘米，若每年身高增长低于 5 厘米，为生长速度下降。身高的增长受遗传、内分泌、宫内生长水平的影响较明显，短期的疾病与营养波动不影响身高的增长。

3. 头围 宝宝出生后第 3 年，头围的增长进一步减慢，3 岁时男宝宝的头围平均为 49.1 厘米，女宝宝的头围平均为 48.1 厘米。

运动发育能力的表现

25～27 月龄宝宝可独自上、下楼，单腿站立，自己迈过障碍物，会搭各种形状的积木；28～30 月龄宝宝会踢球和投球，立定跳远，从楼梯末层跳下；30～36 月龄宝宝可双脚交替上、下楼，按口令做操，跟着学“跳舞”。

语言发展的表现

2～3 岁年龄段宝宝的语言发育非常快，不仅能够正确使用名词和动词，而且开始使用形容词来表达自己对某件事情的看法，可以区别自己和其他人的关系，能够理解并使用人称代词。该年龄段宝宝词汇量大增，已经初步掌握日常生活中的口头用语，会背多首儿歌，能提问题，可复述简单故事。

社交行为发育的特征

2～3 岁年龄段宝宝开始有是非观念，可自己吃饭，可模仿做家务，会自己大、小便。他们的自我意识开始萌芽，会与小伙伴争夺玩具，懂得表扬和批评，听到音乐能跳舞，会穿简单衣服。接近 3 岁的宝宝语言日渐丰富，活动范围也日趋广泛，往往不会满足于自己玩耍，需要和其他人共同进行活动，丰富玩耍内容。

情感发育的表现

3 岁宝宝的日常生活中充满着各种生动的幻想，幻想世界可以帮助他体验不同的情感，令他的情绪变化愈发丰富，有爱和依恋，也有愤怒、抗拒和恐惧。他不仅会用各种表情或者动作来表达自己的心情，还常常将有生命物体的特点和情感应用在无生命的物体上。

五、婴幼儿期宝宝特殊生理现象

溢奶

宝宝溢奶，是指喂奶后宝宝从口边溢出奶液，量不多。少数宝宝在喂奶后因更换尿布或其他原因改变体位而引起溢奶，如果宝宝一般情况好，不影响生长发育，随月龄增长溢奶现象逐渐减少，至出生后 6 个月自然消失，属正常现象。

枕秃

维生素 D 缺乏性佝偻病宝宝会有枕秃表现，维生素 D 缺乏会影响钙、磷代谢，所以很多家长误认枕秃是因为缺钙引起的。其实，很多正常宝宝也会发生枕秃，他们新陈代谢旺盛，爱出汗，仰卧时间长，喜欢来回蹭，

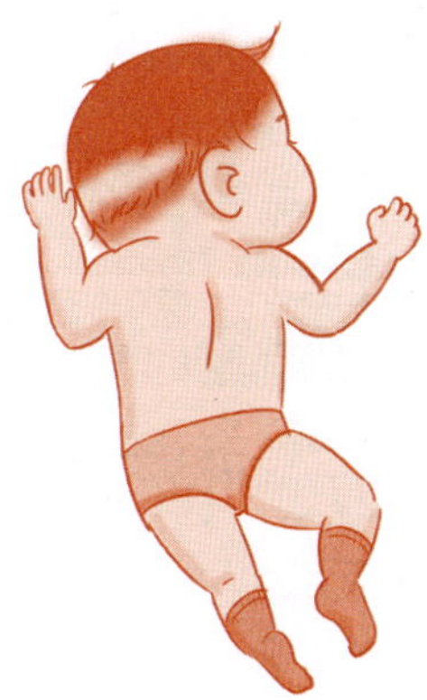

枕秃

枕部的头发会变得发黄、细软，有时甚至脱发。不要盲目补钙，血钙浓度过高，可能会影响其他元素的吸收，出现其他问题。

啃手指

宝宝到 4 月龄左右开始进入出牙阶段，此时宝宝牙床会发痒，为了缓解不适，宝宝开始啃小手，还会吸吮小拳头、拇指，或者啃玩具。有些照护人认为这些行为是不良习惯，会导致日后“吮指癖”，事实上两者之间没有直接的因果关系，4 月龄左右宝宝啃手指的行为是发育过程中出现的正常表现。

囟门假性闭合

后囟门出生后 3 个月内闭合，前囟门 1 岁左右闭合，最迟在 1.5 岁时闭合。但有些宝宝到了 4 月龄时，前囟门看上去已经闭合，此时需要鉴别是否为假性闭合。假性闭合从外观上看囟门像是闭合了，是因为头皮张力比较大，实际上颅骨缝仍然没有闭合。注意前囟门的测量需要请医护人员操作，并且还要结合宝宝头围，才能够判断宝宝囟门属于正常还是异常。

闹夜

闹夜的宝宝，多数因为夜里哭闹影响睡眠，因此早晨起床比较晚，又在 14：00—15：00 睡觉，甚至 19：00—21：00 也在睡觉。对于这样的宝宝，一定要将他的睡眠习惯慢慢纠正，中午的睡眠时间逐渐提前，傍晚 18：00 以后就尽量不要让他睡觉了，可以给宝宝洗澡，让宝宝多玩儿一会儿。白天的运动量增加有助于晚上的睡眠。

流口水

宝宝添加含有淀粉的辅食后，唾液的分泌量自然而然也就增加了，但此时宝宝的吞咽功能尚未健全，而且牙槽又较浅，闭唇与吞咽动作还不协调，因此常出现流口水现象。宝宝正处于萌牙阶段，正在萌出的牙齿常刺激口腔内的神经，造成唾液大量分泌，这样流口水现象更加严重了。6 月龄前后的宝宝如果没有其他不舒服，流口水属于正常生理现象，等到宝宝吞咽功能发育完善，口水自然就不会再流出来了。

排尿哭闹

宝宝有尿频、排尿时哭闹的行为时，照护人要检查男宝宝小阴茎头部有没有发红，女宝宝外阴部是否发红。尿道口发红表明受刺激，所以引起尿频或排尿时疼痛而哭闹。这时照护人更要在宝宝大便后及时更换尿裤和清洗外阴，如果不见好转，应到医院就诊，行尿常规检查，排除尿路感染。

趴着睡觉

对于健康的宝宝，无论什么睡姿都是可以接受的。国外有研究表明，与仰着睡相比，趴着睡可以提高宝宝的睡眠质量，可能与趴着睡觉时接受的光线、声音刺激减少有关。趴着睡觉时要注意不要影响宝宝的正常呼吸。

头发稀黄

正常的黄发，虽然头发黄，但是有光泽，比较柔顺。而营养不良及缺乏微量元素的头发稀黄，不仅头发黄，而且还缺少光泽，发质较差，不顺滑，总是杂乱无章地立着。宝宝的发质除了与遗传因素密切相关外，宝宝出生时的发质与母亲孕期的营养也有很大关系，宝宝出生之后的发质与自身营养关系密切。

偏食

中国大约有 2/3 的儿童都有特别偏爱或者拒绝吃某种食物的习惯。究其原因，大多是受照护人及家庭饮食习惯影响。宝宝的模仿力强，如果模仿对象存在偏食现象时，往往无形中会影响宝宝不吃或讨厌某种食物而表现出偏食；如果照护人没有正确的营养知识，造成宝宝只吃照护人认可的食物，久而久之便容易造成宝宝偏食。

睡眠困难

天生气质倾向敏感、无规律、反应强度高或低的宝宝，一般晚上睡眠都不好，但只要饮食、生长发育没问题就不必太担心。有些睡眠不好的宝宝，夜间做噩梦或出现夜啼。首先要给宝宝营造一个安静、舒适的睡眠场所，被褥薄厚合适、灯光可以暗些。如果宝宝每隔 2～3 小时出现轻度哭闹或烦躁不安时，可以采取轻拍或抚摸宝宝的方式，让宝宝重新入睡。不要宝宝一有动静就马上又抱又哄，或给宝宝喂奶、喝水，这样会养成宝宝夜间经常醒来的坏习惯。

左撇子

人是右撇子还是左撇子都是天生的，并非因为左手使用得多了就成了左撇子。宝宝是用手开始触摸这个世界的，婴儿期也是他们创造性地使用手的开始。如果照护人总是强迫左撇子改用右手，就是限制了宝宝的好用手，就是束缚宝宝用手去进行创造。强行纠正左撇子还可能造成宝宝语音不清、口吃、唱歌走调、阅读困难、智力发育迟滞等。所以，宝宝自己觉得用哪只手方便，就让宝宝用哪只手，照护人最好的态度就是顺其自然。

六、高危儿家庭照护

高危儿的概念

广义上，高危儿是指在出生前、产时及出生后存在影响儿童生长发育的各种危险因素

（包括生物、社会及环境危险因素），或在常规儿童保健检查时发现心理行为发育偏离正常轨迹（如某个功能区发育落后）的特殊儿童。

高危因素

1. 母亲因素 孕母年龄 > 40 岁或 < 16 岁，孕母患有糖尿病、感染、慢性心肺疾病，有吸烟、吸毒或酗酒史，母亲为 Rh 阴性血型，过去有死胎、死产或性传播疾病史。

2. 胎儿期 母亲孕早期先兆流产、母亲患妊娠高血压综合征、贫血、胎儿宫内窘迫、胎儿宫内发育迟缓、胎盘发育不良、前置胎盘、胎盘早剥、脐带异常（脐带过短、脐带扭曲成麻花状等）、羊水量过少、羊水早破、羊水污染等疾病，孕期接触放射线、有害化学物质或药物、孕期感染（TORCH）等。

3. 分娩期 产时窒息、脐带绕颈、缺氧、难产、产伤、剖宫产等。

4. 新生儿期 早产和低出生体重、缺氧缺血性脑病、颅内出血、新生儿黄疸、新生儿肺炎及寒冷损伤等。

高危儿家庭监测

对高危儿定期进行生长发育评估监测和早期采取积极的干预纠偏举措，是保障高危儿获得最大生命发展质量的科学途径。在高危儿的家庭日常养育过程中，如果发现有特殊情况，就要及时去专业的医疗机构进行评估和诊治。

高危儿家庭监测十条

★ 宝宝手脚经常“打挺”，“异常用力”屈曲或伸直。

★ 满月后头老往后仰，竖不起头。

★ 3 月龄不能抬头。

★ 4 月龄仍紧握拳，拇指内收，贴近手心。

★ 5 月龄手臂不能支撑身体。

★ 6 月龄扶站时脚尖撑地，像跳芭蕾一样。

★ 7 月龄不能发“baba”“mama”的音。

★ 8 月龄不会坐。

★ 头和手整天频繁抖动，哭闹不安，喂养困难。

★ 视、听反应差，眼神呆滞。

七、照护人的健康

照护人身心健康，良好的情绪和经济、社会保障，是为宝宝提供适宜养育照护的重要条件。应关注照护人（尤其宝宝母亲）的身心健康，为其提供必要的帮助。建议社区、宝宝照护服务机构的照护者和工作人员定期接受健康检查和干预指导，以保证其身心健康。常见的照护人不健康心理大多表现为以下几个方面。

1. 不善于心理调节 在每个人的生活中，困难和挫折是难以避免的，但许多照护人不善于调节自己的情绪，在生活中遇到点儿麻烦或在单位里受到一些委屈，回到家拿宝宝当出气筒，结果使宝宝成了受害者。

2. 不自信 许多照护人总觉得没有安全感和归属感，常常否定自己。所以，她们在教育宝宝时不容易看到宝宝的长处，往往只盯住宝宝的缺点，并把缺点无限放大。

3. 缺乏乐观精神 由于客观境况的原因，一些照护人对生活感到很悲观，整天唉声叹气。这会打击宝宝的自信心，使宝宝对社会和人生也悲观失望。

4. 对宝宝过分苛求 不少照护人对宝宝的期望值过高，不能宽容宝宝的失败。她们往往只以成绩或者结果作为衡量宝宝能否成才的标准，而不重视宝宝的学习过程。这种教育观常常会使宝宝丧失对学习的兴趣，进而缺乏内在的动机。

5. 不能与时俱进 有些照护人缺乏对生活的热情和奋斗目标，不能与现实环境保持良好的接触，整天昏昏度日，使自身处于停滞状态，还有些照护人认为自己已过了“学习的年龄”，“没有必要”再去完善自己。所以，她们拒绝学习和接受新鲜事物，自然对宝宝的许多言行都感到不理解。这样的照护人难以带给宝宝积极的影响，也谈不上带给宝宝心理健康。

八、常用的婴幼儿健康监测方法

生长发育曲线

对儿童定期进行生长监测是儿童营养状况评估、疾病早期识别诊断的重要手段，而生长曲线图因其简便、直观的特点成为生长监测与评价中必不可少的工具。2009 年我国首都儿科研究所制订了 0～3 岁儿童身高、体重的标准化生长曲线，其作为中国儿童的生长参照标准在儿科临床及预防保健工作中具有重要的应用价值。

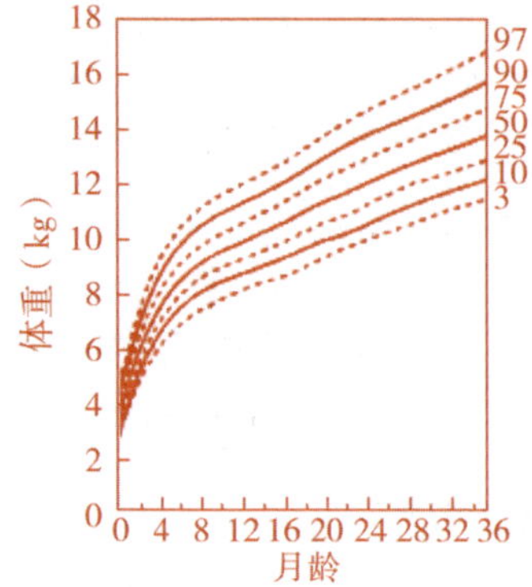

0 ～ 3 岁男童体重生长曲线

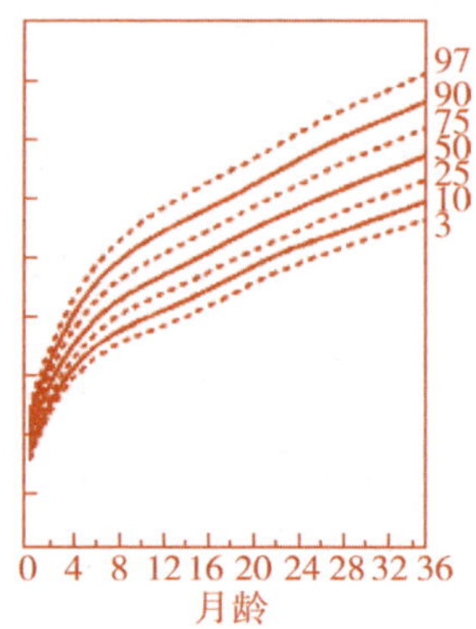

0 ～ 3 岁女童体重生长曲线

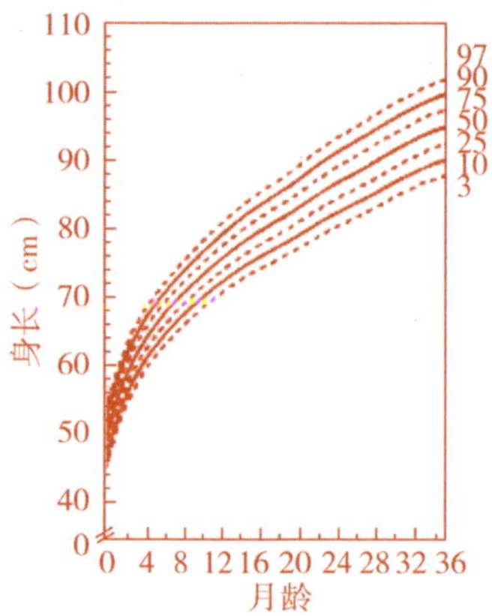

0 ～ 3 岁男童身高生长曲线

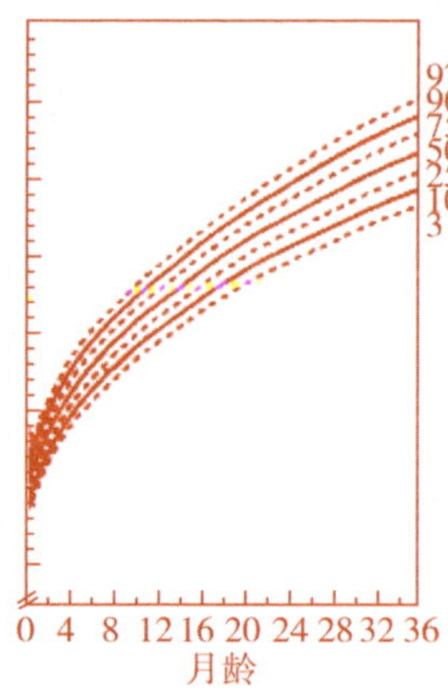

0 ～ 3 岁女童身高生长曲线

儿童发育问题预警征象

2013 年国家卫生和计划生育委员会在拟定《儿童心理保健技术规范》的过程中，汇集国内儿童心理、发育领域资深专家经验，研究制订“儿童心理行为发育问题预警征象筛查表”（如下表）。

儿童发育问题预警征象筛查表（0~6岁）

年龄	预警征象	
3月龄	1. 对很大声音没有反应	□
	2. 不注视人脸，不追视移动的人或物品	□
	3. 逗引时不发音或不会笑	□
	4. 俯卧时不会抬头	□
6月龄	1. 发音少，不会笑出声	□
	2. 紧握拳不松开	□
	3. 不会伸手及抓物	□
	4. 不能扶坐	□
8月龄	1. 听到声音无应答	□
	2. 不会区分生人和熟人	□
	3. 不会双手传递玩具	□
	4. 不会独坐	□
12月龄	1. 不会挥手表示“再见”或拍手表示“欢迎”	□
	2. 呼唤名字无反应	□
	3. 不会用拇指、示指（食指）对捏小物品	□
	4. 不会扶物站立	□

年龄	预警征象	
18月龄	1. 不会有意识地叫“爸爸”或“妈妈”	□
	2. 不会按要求指人或物	□
	3. 不会独走	□
	4. 与人无目光对视	□
2岁	1. 无有意义的语言	□
	2. 不会扶栏上楼梯/台阶	□
	3. 不会跑	□
	4. 不会用匙吃饭	□
2岁半	1. 兴趣单一、刻板	□
	2. 不会说2~3个字的短语	□
	3. 不会示意大、小便	□
	4. 走路经常跌倒	□
3岁	1. 不会双脚跳	□
	2. 不会模仿画圆	□
	3. 不能与其他儿童交流、游戏	□
	4. 不会说自己的名字	□
4岁	1. 不会说带形容词的句子	□
	2. 不能按要求等待或轮流	□
	3. 不能独立穿衣	□
	4. 不会单脚站立	□

续表

年龄	预警征象		年龄	预警征象	
5岁	1. 不能简单叙说事情经过	□	6岁	1. 不会表达自己的感受或想法	□
	2. 不知道自己的性别	□		2. 不会玩儿角色扮演的集体游戏	□
	3. 不会用筷子吃饭	□		3. 不会画方形	□
	4. 不会单脚跳	□		4. 不会奔跑	□

儿童发育问题预警征象筛查对象：主要面向定期接受国家基本公共卫生服务的儿童群体，覆盖3月龄、6月龄、8月龄、12月龄、18月龄和2岁、2.5岁、3岁、4岁、5岁、6岁11个关键年龄点，用于筛查发现可能存在心理行为发育问题的儿童。

筛查条目：每个年龄点遴选出4项反映儿童心理行为发育进程的核心敏感指标，涵盖语言、个人社交、精细运动、大运动4个能区，每个能区2项条目，各条目主测年龄均以90%人群通过年龄为准。遴选条目均为可知觉的客观性条目，答案选项为二分类：通过、不通过。

筛查方式及判别标准：基层保健医生现场询问家长，儿童是否存在相应年龄点的预警征象。各筛查年龄点出现任意一项预警征象，判定为筛查结果阳性，即可疑心理行为发育偏异，建议转诊并接受儿童心理行为发育问题诊断量表的进一步诊断确认。

第二章

卫生习惯

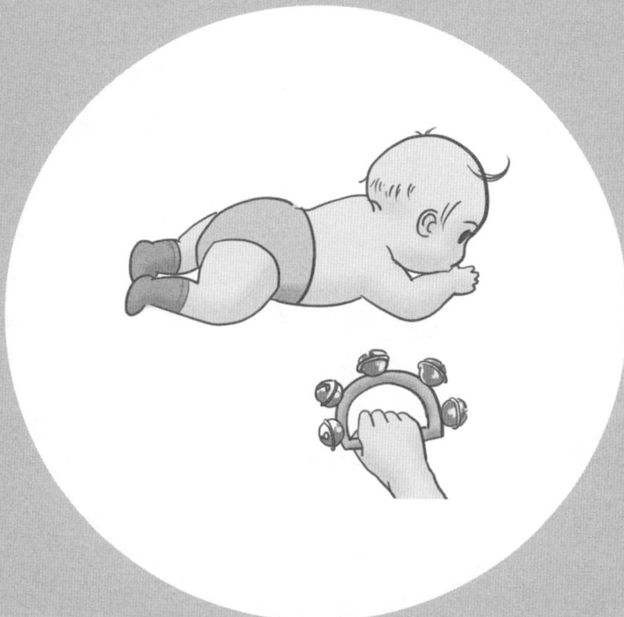

一、卫生习惯的概念

什么是卫生习惯

卫生通常是指为了防止生病、改进生活条件而进行的处理措施和手段，比如洗手、消毒，使物品和环境干净、清洁等。而卫生习惯就是让讲究卫生成为了习惯，自觉形成卫生行为的做法。良好的卫生习惯可以提高个人的健康水平，促进国家公共卫生建设。卫生习惯的养成，不只是营造健康的生活，也是塑造积极的人生，所以让宝宝从小养成卫生习惯是我们必须要做的事。

二、卫生习惯的内容

0～6 月龄

母乳喂养的宝宝，每次喂奶前母亲要将手洗净，用毛巾擦洗乳房。人工喂养的宝宝，奶瓶和奶嘴应使用热水严格消毒，即将奶瓶、奶嘴、奶瓶夹放入蒸锅中，加热煮沸 10 分钟以上。

为了防止尿布疹的发生，气温高的季节，可减少使用尿不湿的时间；平时保持宝宝臀部清洁、干燥，勤清洗；使用合适的一次性纸尿裤；擦肛门时，最好用湿的消毒脱脂棉从前向后擦。

原则上，宝宝穿的衣服应是冬暖夏凉，穿着舒适，不影响生理功能（皮肤排汗、手脚运动），所以，应让宝宝穿轻薄、宽松、透气性好的衣服，但要能维持住体温。

1. 身体清洁 给宝宝洗澡时，为了防止宝宝从手中滑落，可将宝宝用浴巾裹上后再放进浴盆里。为了不让水灌进宝宝耳朵里，可用拇指和中指从后面把宝宝耳廓像盖盖儿似地按在耳孔上。在柔软的纱布上擦上宝宝沐浴露，从头开始逐渐向下擦洗，最后轻轻地擦洗两腿根部。虽然每次都要洗头，但最好隔 3～4 天用一次宝宝洗发露，应注意不要让洗发露流进宝宝眼睛里，而且绝对不能冲洗口腔内侧。

2. 生活环境卫生 这一阶段的宝宝因为自身发育尚不成熟，体温调节能力有限，易受外界环境的影响，所以需要根据环境温度的变化及时调整宝宝的衣着及包被。为避免增加宝宝潜在感染的风险，宝宝卧室最好减少不必要的人员出入。此外，要注意宝宝居住环境的防鼠、防虫工作，积极消灭各种有害生物并积极预防相关传染性疾病。

要经常保持宝宝居住环境的通风透气，尽可能将窗户打开，使外面的空气进入到室内。早春、晚秋时节，觉得有点儿凉时，应注意避免凉风直接吹到宝宝身上。夏天室温应保持在低于外界温度 4～5℃，但一般不要低于 25℃。开空调时要注意经常换气。使用电风扇降温时，宜将电风扇放远一些，头向下，调到适当的风力即可。为防止苍蝇的烦扰或蚊虫的叮咬，通常使用金属丝织成的纱窗就可以了，不宜用蚊香。

在寒冷的冬天，推荐宝宝居住房间的温度调整为 15℃左右。使用电褥子对宝宝存在一定的安全隐患，如果调温错误或恒温装置发生故障时，温度可能升得过高，从而会导致宝宝发生脱水。

6～12 月龄

1. 饮食卫生 冲调奶粉或者制作宝宝辅食的材料应符合相应的食品安全标准和相关规定，保证新鲜、优质、无污染，进行辅食制作的用具应清洁、安全、卫生。宝宝辅食应单独制作，不加盐、糖和其他调味品，制作过程注意卫生，现做现吃，不喂食留存的食物。有些食物或进食行为容易导致进食意外，为保证安全，宝宝进食时须有成年人看护。

2. 生活卫生 该月龄段的宝宝睡眠时间一般为 12～16 小时，每个宝宝的睡眠时间会存在个体差异。宝宝在睡觉前，室内应开窗换气，室内灯光要暗一些，环境安静一些。睡觉前要做好准备，洗好手、脸，换好纸尿裤，不应使宝宝兴奋或紧张。宝宝睡觉时可以贴身穿柔软的棉质内衣。睡眠时，棉被不要盖得过重或者蒙在脸上。不要把宝宝抱在怀里睡觉，或者让宝宝含着奶头、橡胶奶头或手指睡觉，也不要摇床、拍背或唱歌哄睡，应该养成宝宝躺在床上自然入睡的习惯。

3. 日常护理 宝宝的衣服应当柔软而宽松，第一次穿的新衣服最好是经过消毒或晾晒的，注意宝宝不要包裹得太紧，要留给宝宝足够的活动范围。宝宝穿衣服的厚薄，要随室内、外温度的改变而增减。体弱的宝宝要比身体结实的宝宝多穿一些，冬季到户外游戏时要多穿一些。衣服要常洗常换，特别是衬衣和外面的罩衣要勤洗勤换。

要帮助宝宝养成爱清洁、讲卫生的良好习惯。宝宝要有专用的脸盆和面巾，每天清晨起床后及晚上睡觉前要给宝宝洗脸、洗脚、洗口，饭前、便后洗手，经常洗澡、洗头及修剪指甲。

除洗澡外，日常生活中宝宝还要安排户外活动，进行空气浴及日光浴，增强对气候变化和冷、热刺激的适应能力，促进健康，减少疾病。

4. 玩具 6 月龄以后，必须选择安全的玩具给宝宝玩，并做好清洗、消毒。适宜的玩具让其充分锻炼动手的能力和探索的能力。玩具的零碎部件也可能被误吞，所以，一定要选择结实不易坏的玩具。如果给宝宝使用悬吊的玩具，注意绳子的结点一定要结实，避免给宝宝造成伤害。

要给宝宝准备充足的玩具和游戏，用电视等电子产品取代玩具会妨碍照护人与宝宝之间的交流。

1～2 岁

1. 饮食卫生 该年龄段宝宝每天应提供奶量 400～600 毫升，母乳不足者可以使用宝宝年龄段的配方奶替代。辅食已经占据该年龄段宝宝饮食结构的 50% 以上，逐步成为宝宝食物的主体。一些容易引起过敏反应的食物可以尝试添加，如鸡蛋白、贝壳类、花生和坚果类等，适当加工成碎块状。注意口味清淡，1～2 岁的宝宝，每天食用油的推荐摄入量为 10～15 克，每日食盐的摄入量建议 0.8～1.5 克。注意避免食用刺激性食物。让宝宝和照护人一起进食，培养进食节律和良好的饮食习惯，鼓励宝宝用勺、手拿等方式自主进食，进食时间控制在 20 分钟以内，最长不超过 30 分钟，避免吃饭时玩游戏、看电视等干扰活动。

2. 日常卫生护理 为预防龋齿，要在每顿饭后给宝宝喝温开水。吃零食后，要让宝宝自己拿牙刷刷牙。牙膏使用不含氟的，这是因为宝宝可能会把牙膏咽下去。还要培养宝宝饭前洗手的习惯。

宝宝要避免穿开裆裤，因为宝宝随地乱坐，屁股可能沾上很多脏东西，而且容易受凉。1 周岁的宝宝已经会做要大、小便的姿态了。训练宝宝坐盆时间不应太长，不要一直坐在盆上玩儿，且便后应立即离开。

3. 生活自理习惯的养成 帮助宝宝养成自己用勺和碗吃饭的习惯；衣服的穿脱，也尽量引导宝宝自己去做。对于 1～2 岁的宝宝，可帮他解开扣子，不管怎么样能脱下来就行。衣服穿与脱的训练，如果设定一个愉快的目标，宝宝很快能学会，例如夏天为了洗澡，或者为了去园外锻炼，要换衣服了，宝宝们就愿意自己动手。

不应强迫宝宝养成某些习惯，而应该创造条件，让宝宝在为实现某个快乐目标而努力的过程中，自然而然地学会生活自理。

4. 同伴与宠物 每天要带宝宝与同伴相见与玩耍，培养良好的人际关系和促进社交沟通能力的发育。在这个年龄段，要注意预防“宠物”癖，不少宝宝把毛毯或被子或毛绒娃娃等当成宠物，在进食或休息时手里不摸着不行，这并不是宝宝爱抚“宠物”，而是一种心理上的依赖。此时宝宝照护人就要注意，不要让宝宝的喜好集中在特定的毛巾和特定的被褥上，而是要给宝宝不同颜色和不同触感的毛巾，或者不断地调换着用被子、毛毯、毛巾被等，以免宝宝依赖特定的物品。另外，家里如果有患哮喘、过敏性疾病或风险的宝宝，不宜养宠物，因为狗、猫及小鸟等动物的皮毛容易对宝宝产生刺激。此外，宝宝如果与宠物接触，则要做好宠物的卫生清洁和免疫接种工作，以免影响宝宝的健康。

2～3 岁

1. 饮食卫生 该年龄段宝宝经过前期练习应能够完全自主进食。照护人进行积极喂养，注意宝宝发出的饥饱信号，鼓励宝宝进食；如果宝宝偏食挑食，可以调节食物口味和烹调方法，或者把不同的食物混合在一起；注意就餐环境，避免玩具、手机、电视机影响宝宝进食速度；注意就餐过程中与宝宝的情感交流。

2. 日常护理 2～3 岁的宝宝，他们可以自己做许多事情，可以自己脱衣服，自己脱掉鞋子，戴帽子可以分清前后，话也学会说很多，可以自由地和大人会话，幼儿的独立性大大增强，但还没有发展协作能力，即使是家庭生活中，有时宝宝和照护人也很难协作，对照护人说的话，有时候逆反。对 2～3 岁宝宝进行教育，培养协作能力和规则意识尤为重要。

每天带宝宝到户外比较安全的地方（1次或2 次），和邻居的同龄宝宝在一起玩儿。天气好时，如果每天能把宝宝放到室外玩儿三四个小时，对宝宝的身体是相当大的锻炼。

3. 如厕习惯的养成 2～3 岁的宝宝，几乎都能告诉照护人要大便或小便了。照护人必须首先鼓励宝宝能自己穿、脱衣服。从宝宝时期开始，小便间隔比较短、尿布也用得很多的宝宝，在这个年龄段里还不能自己小便。小便次数多的宝宝，晚上也常尿床，不必介意。晚上照护人睡前让宝宝小便 1 次，就能坚持到第 2 天早晨，这样的情况渐渐增多。

4. 托育卫生 2～3 岁的宝宝，如果安排有托育机构的生活，第一，托育机构内照护者与宝宝二者的比例要合理；第二，托育机构的宝宝室不可太狭小，要保证宝宝游戏的充足空间，宝宝室最好与阳台相通，以便于进行空气浴；第三，托育机构应与家庭建立密切的联系，双方加强相互理解与沟通，必要时，托育机构的照护者应进行家访；第四，最好选择离家近的托育机构。

三、如何建立良好卫生习惯

对于宝宝，培养良好卫生习惯的方法应具体形象，通过反复练习，使其形成条件反射，来达到养成习惯的目的，常用的方法有以下几种。

以身作则法

宝宝会模仿成人行为，成人的良好行为是最直观的示范。要做到以身作则应注意哪些方面呢？

1. 良好卫生习惯的养成要有一个过程，首先要给宝宝安排合理的作息时间，家长不要随便迁就宝宝的不合理要求，只要持之以恒，经过不断地重复、巩固，就可养成习惯。在宝宝习惯培养上要讲清楚为什么这样做的道理，使宝宝理解卫生与健康的关系，激发他们讲卫生的积极性。

2. 培养宝宝的卫生习惯，照护人要做好榜样。如果照护人在吃饭时挑三拣四，不注意饭后漱口、饭前洗手，有爱吃零食的习惯，就不可能让宝宝养成好的习惯。

形象渗透法

利用看图片、讲故事、教儿歌、做游戏等形式进行渗透教育来达到培养目的。比如有一部分宝宝吃饭不好，总是将饭裹在嘴里，照护人可以画一张“猪宝宝”的画像，问宝宝小猪的嘴巴丑不丑，宝宝当然说“丑”，这时你可以说：“这只小猪不好好吃饭，老是把饭含在嘴巴里，时间一长啊，嘴巴就长长了”，以后在吃饭时宝宝一看到小猪画像，就会很快嚼咽饭菜了。

强化训练法

条件反射的形成需要反复练习，良好卫生习惯的形成更是如此。为提高宝宝反复练习的兴趣，可采取带有竞赛性的游戏，如问在吃饭前应该先做什么，让宝宝抢答，有的宝宝会说洗手，有的宝宝会完整地说：“应该用洗手液洗手”，当然是说得完整的宝宝获得奖励。还可以让宝宝比赛穿衣、铺被等。

定位法

将宝宝常用的物品、玩具摆放在规定的地方，并严格要求宝宝按规定的位置摆放，使其对常用物品的位置形成固定的印象，这样就能使宝宝养成不随便使用别人物品的习惯。定位法是指导宝宝培养良好习惯的坐标，使宝宝在完成这些习惯时不会手忙脚乱、没有头绪。

督促检查法

宝宝的自觉性、坚持性和自控能力都较差，需要不断地督促、提醒和检查，这样可使其良好的习惯不断强化，逐步形成自觉行动。对注意力不集中或者较粗心的宝宝，应不断地督促、检查，但不宜包办代替。

四、培养宝宝良好卫生习惯的途径

良好的卫生习惯有益于宝宝身心的健康成长，对他们智能的发展及生活自理能力、社会适应能力都有着极其重要的意义。建议从以下几方面入手，积极创设和谐环境，促进宝宝发展。

通过讲故事等多种形式让宝宝了解行为习惯的对错

在对宝宝良好卫生习惯的培养方面，要采用多种教育形式和教育方法，才能取得比较好的效果。文学活动是常用的教育形式，通过故事、看图讲述、儿歌等让宝宝知道什么是应该做的，什么是不应该做的，使宝宝初步了解和区分正确的行为和错误的行为。

让宝宝进入角色，加强对宝宝良好行为习惯的训练

培养宝宝卫生习惯与自理能力，离不开感觉器官的活动，在训练培养中既促使感觉器官不断发展，又使能力、习惯不断形成，两者相互促进、相互作用。游戏是进行宝宝感觉器官教育的基本形式。游戏过程中，宝宝最容易进入角色，接受教育。通过游戏，宝宝将学到的东西亲身加以体验，加深印象，逐步融入日常生活、学习中，养成良好的习惯。

重身教、勤言教，为培养宝宝的良好行为习惯创造环境

在进行教育引导的同时，照护人发挥良好的表率作用对宝宝行为习惯的养成至关重要。照护人是宝宝学习的榜样，因此，照护人要以身作则，树立良好的形象。仪表方面，照护人要衣着整洁，精神振作；语言方面，要让宝宝感到亲切；行为方面，要热情大方，经常对宝宝加以帮助，提高其自理能力，为宝宝健康成长创造良好的环境和氛围。

活动中以表扬、鼓励为主，少惩罚

宝宝渴望成人对自己的行为作出评价，也对成人的评价十分敏感，他们总是喜欢得到肯定的评价。照护人在日常活动中要横向看待每一个宝宝，多表扬，少惩罚，不断发现宝宝的闪光点，只要有一点儿进步就要及时进行表扬，让宝宝明白这样做是对的，从而继续坚持下去。

家园联系，取得照护人的支持

当前的宝宝有很多是独生子女，他们在家中的特殊地位和两代家长对他们的溺爱，使大多数宝宝比较娇气，良好的生活、卫生习惯不易形成，独立生活能力比较差。因此，照护人与老师的共同教育是宝宝良好卫生习惯能否养成的关键。教师要及时将各阶段的教育、教学内容与照护人进行沟通交流，取得照护人的支持，给宝宝一个完整、连贯、统一的环境。照护人也要将宝宝在家中的表现反馈给老师，家庭与幼儿园共同努力，培养宝宝良好卫生、生活习惯。

五、传染病流行期间宝宝卫生习惯的培养

宝宝是祖国的花朵、未来的希望，在传染病流行期间，宝宝应该如何做好自我防护呢？

戴口罩

1. 在医院、密闭空间、人流密集的场所及乘坐公共交通工具时，应佩戴口罩。

2. 出现发热、打喷嚏、流鼻涕、咳嗽等症状时，应佩戴口罩。

3. 宝宝应随身携带备用口罩。

勤洗手

外出回家、饭前便后、接触不清洁的物品后，要洗手。用洗手液或肥皂，在流动水下认真洗手。尽量避免用不洁净的手触碰眼睛、鼻子、嘴等。

照护人一定要教会宝宝规范的洗手方法：洗手时，应使用肥皂或洗手液仔细揉搓手心、指缝、指关节、拇指、指尖、手腕，再用流动的水冲洗不少于 20 秒。外出随身携带手消毒剂或消毒湿巾，在不具备洗手条件的时候，及时进行手消毒。

温馨提示——这十种情况一定要洗手。

1. 外出回家先洗手，触摸物品、食品后要洗手。

2. 戴口罩前、摘口罩后要洗手。

3. 用手揉眼睛前要洗手。

4. 用餐前、如厕后要洗手。

5. 在公共场所接触扶手、门柄、电梯按钮、运动器械等公共设施后要洗手。

6. 接触钱币、快递物品后要洗手。

7. 手被呼吸道分泌物污染后（如接触泪液、鼻涕、痰液和唾液后，咳嗽打喷嚏用手遮挡后）要洗手。

8. 前往医院后要洗手。

9. 接触发热或有咳嗽等呼吸道感染症状及呕吐、腹泻等消化道症状的患者后要洗手。

10. 接触被污染的物品及动物、动物饲料、动物粪便后要洗手。

少聚集

传染病流行期间，少去人群密集的公共场所，外出与他人保持至少 1 米的社交距离；少去室内游乐场等公共娱乐场所；尽量减少聚会、聚餐等。

外出就餐应注意以下几点。

1. 就餐前一定要洗手，可以用洗手液在流动水状态下洗手或者用手消毒剂。

2. 排队过程中要佩戴口罩，减少语言交流，与相邻人员保持一定的安全距离。

3. 排队时打喷嚏的话，用纸巾遮住口鼻或者采用肘部遮挡等措施。

4. 取餐时应避免用手直接触碰频繁接触的物品表面。

5. 用餐过程中，摘下口罩时一定要注意保持口罩内侧清洁，避免污染。

6. 就餐结束，收拾餐具，不乱扔垃圾，保持餐厅干净。

7. 就餐后，要立刻离开餐厅，减少在餐厅的逗留时间。

强体质

均衡饮食，保证宝宝膳食平衡，每日摄入充足的、优质的肉、蛋、奶等，进食新鲜蔬菜、水果，多饮水，少吃冷饮、冰镇食品等。

选择开阔的公园或小区内空旷的场地等进行适当的户外活动或居家室内活动，增强抵抗力。劳逸结合，保持充足的睡眠，作息规律。

知心理

多和宝宝交流、沟通，保持足够的耐心，倾听宝宝的心里话，并给予宝宝适当的关注。鼓励宝宝充分表达自己的情感，出现心理问题及时疏导，必要时向心理专家求助。

会就医

宝宝出现发热、干咳、乏力、呕吐、腹泻等症状时，应及时报告处理，并居家休息；如果出现持续高热不退或症状加重、精神不佳等情况，应及早就医。就诊前可先预约，发热者先到发热门诊就诊，候诊时佩戴口罩，在通风处等待，和其他候诊人保持 1 米以上的距离。

第三章

特殊婴幼儿养育照护

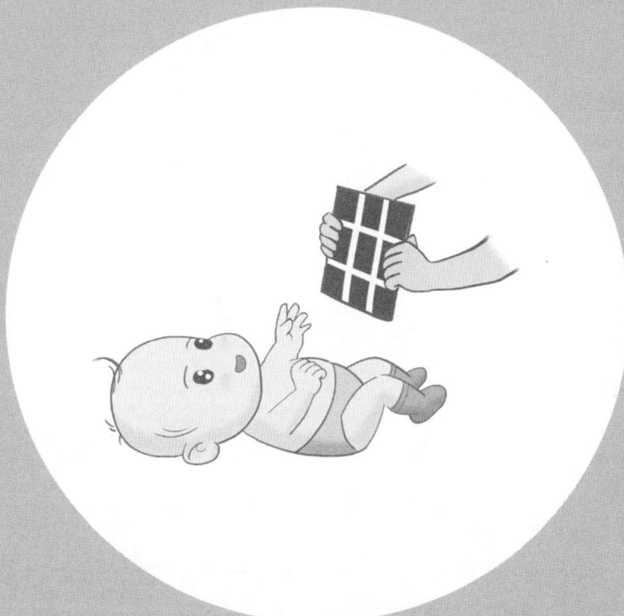

一、早产儿、低出生体重儿照护

（一）早产儿养育照护

早产儿是指胎龄小于 37 周的新生儿，是新生儿死亡发生的重点人群，也是易发生远期健康问题的高危人群。

一般情况下，评价生长发育时建议使用矫正年龄至 24 月龄，小于 28 周出生的早产儿，可使用矫正年龄至 36 月龄。

早产儿不同年龄段早期发展促进

1. 矫正 1 月龄内 以发育支持性护理为主，护理时间要集中，动作要轻柔，及时安抚宝宝情绪并满足其需求。

2. 矫正 1 月龄 鼓励适度抗重力体位控制，如竖头、俯卧位肘支撑下抬头；以面对面交流的方式，用鲜艳的物品或发声玩具进行视觉和听觉刺激。

3. 矫正 3 月龄 诱导上肢在不同方向够取物品，双手抓握不同形状和质地的物品；练习翻身、支撑坐位；常与其说话、逗笑。

4. 矫正 6 月龄 练习双手传递、敲打和扔安全的物品或玩具；练习坐位平衡、翻滚、爬行；模仿动作，如学习拍手；言语理解练习，如叫其名字等。

5. 矫正 9 月龄 学习用拇指、示指捏取小物品；通过环境设计练习独站、扶站、躯体平衡和扶物走；学习指认照护人、物品，增加模仿性游戏；给予丰富的语言刺激，用清晰的发音与其多说话，通过模仿和及时鼓励促进其语言发育。

6. 矫正 1 岁 学习翻书、涂鸦、搭积木、自主进食，锻炼手眼协调能力；练习独自行走、跑及扶栏杆上、下楼梯。玩亲子互动游戏，如认五官；引导其有意识地进行语言表达。

7. 实际 2～3 岁 模仿画画；练习双脚跳、单脚站立；培养宝宝洗手，脱、穿衣服及如厕等生活能力；多与其讲故事、念儿歌，叙述简单的事情；学认颜色、形状、大小；与小朋友做游戏，学会等待、顺序、分享、同情等社会规则。

早产儿喂养指导

1. 乳类喂养

强化营养：采用强化母乳、早产儿配方奶或早产儿出院后用配方奶喂养。按矫正年龄的体重未达到第 25 百分位的适于胎龄早产儿及未达到第 10 百分位的小于胎龄早产儿，出院后均需继续强化营养。

非强化营养：不需强化营养的早产儿首选纯母乳喂养，乳母注意补充多种维生素、铁、钙、磷等营养素，均衡膳食。母乳不足时补充婴儿配方奶。

2. 食物转换 在保证足量母乳和 / 或婴儿配方奶等乳类喂养的前提下，根据宝宝发育和生理成熟水平及追赶生长情况，一般在矫正 4～6 月龄开始逐渐引入泥糊状及固体食物。食物转换方法参照《儿童喂养与营养指导技术规范》进行。

3. 营养素补充

铁剂补充：继续补充铁剂 2 毫克 /（千克・天），酌情补充至矫正 12 月龄。使用母乳强化剂、强化铁的配方奶及其他富含铁的食物时，酌情减少铁剂的补充剂量。

维生素 A、维生素 D 及钙、磷补充：继续补充维生素 D 800～1 000 国际单位 / 天，

3 个月后改为 400 国际单位 / 天，直至 2 岁，酌情补充维生素 A、钙和磷。

护理与疾病预防指导

护理时间尽量集中，动作轻柔，避免频繁和过度刺激。

1. 保暖　根据早产儿的体重、发育成熟度及环境温湿度，采取不同的措施进行适度保暖，提倡“袋鼠式护理”方法。

2. 避免感染　接触早产儿前和换尿布后洗手；减少亲友探望；每次喂奶后清洁和消毒奶具；居室每日开窗通风；保持脐部干爽、清洁，若发现脓性分泌物或脐轮红肿，应及时就诊。

3. 提供适宜睡眠环境　保持室内空气流通、安静，光线明暗要有明显昼夜区别，帮助早产儿建立昼夜节律。注意早产儿体位，避免吸入异物或窒息。

（二）低出生体重儿养育照护

低出生体重儿是指出生体重在 2 500 克以下者，其中出生体重低于 1 500 克者称为极低体重儿。低出生体重儿包括早产儿和小于胎龄儿。

1. 早产儿　是指出生胎龄满 28 周至未满 37 周的活产新生儿，通常出生体重小于 2 500 克，身长小于 46 厘米。

2. 小于胎龄儿（即足月小样儿）　是指出生胎龄已满 37 周，但体重低于 2 500 克或出生体重低于同性别同胎龄平均体重的第 10 百分位数的活产新生儿。

保健内容

接到出院报告后在 3 天内有第一次专人访视，从保暖、喂养、护理和预防感染等四方面着重指导。一般每 7～10 天访视一次，访视到体重达 3 000 克为止。

1. 注意保暖 室温应维持在20～25℃。热水袋应用毛巾包好，放于棉被的外面，置于宝宝的两侧或足的下端，并按时更换热水，保持热水袋的温度恒定，以不烫手为宜。

2. 喂养 提倡母乳喂养。对于经常呛奶的宝宝，可用吸奶器吸出母乳，放置在消毒过的容器中，用滴管喂养，每小时1次，每昼夜不少于10次。

人工喂养者，出生10天内的宝宝，配方奶量按下列公式计算。

一日总量（毫升）= 体重（克）×（出生天数 +10）÷100

人工喂养者，出生10天后的早产儿，配方奶量按下列公式计算。

一日总量（毫升）= 体重（克）×1/5

3. 护理 注意保持皮肤清洁，尤其应注意眼、口、鼻、脐及臀部、皮肤皱褶处的清洁。随时注意观察宝宝的精神、面色、呼吸、体温、哭声、情绪、吸吮能力，大、小便，皮肤的颜色及软硬度。如有异常应及时与社区医生联系或去医院诊治。

4. 预防感染 保持室内清洁和空气新鲜，宝宝的衣服和尿布要柔软、清洁，宝宝用具要专用，并注意及时消毒。照护人在哺乳前用肥皂洗手、清洁乳头，母亲如果患感冒必须戴口罩，发热时暂不能哺乳。应避免过多的亲友接触，严格防止交叉感染。

二、营养性疾病预防与照护

蛋白质 - 能量营养不良

蛋白质 - 能量营养不良是一种因缺乏能量和蛋白质而引起的营养缺乏病。很多研究表明，营养不良是造成5岁以下儿童死亡最重要的因素，严重影响儿童的身心健康。儿童营养不良影响体格发育，同时也影响脑发育和智力发育。早期的营养状况与以后的学习能力、活动能力甚至成年后的劳动生产力都有直接关系。临床上将该病分为以能量缺乏为主的干瘦型、以蛋白质缺乏为主的水肿型和能量与蛋白质同时缺乏的混合型。

该病主要与以下因素有关：长期喂养不当造成热量摄入不足，反复感染或患有其他疾病，社会经济状况，父母文化程度，饮食习惯，家庭中子女的数量等。

本病以预防为主，应广泛开展健康教育，鼓励、促进和支持母乳喂养，及时添加补充食品，保证充足的热量摄入。同时，定期监测体格发育的变化。

缺铁性贫血

当机体对铁的需求与供给失衡，导致体内贮存铁耗尽，继之红细胞内铁缺乏，最终引起缺铁性贫血（iron deficiency anemia，IDA）。IDA 是铁缺乏的最终阶段，表现为缺铁引起的小细胞低色素性贫血及其他异常。IDA 是最常见的贫血，其发病率在发展中国家、经济不发达地区及出生后 1 月龄至 3 岁时明显增高。

铁缺乏主要与下列因素相关：宝宝辅食添加不足、偏食及某些病理因素（如慢性腹泻、肠炎、消化吸收不良、食物过敏和钩虫感染）等。铁缺乏的一般症状为乏力、易倦、气短、食欲缺乏、面色苍白、心率增快等，同时伴有精神行为异常，如烦躁、易怒、注意力不集中、异食癖；宝宝生长发育迟缓、智力低下；可出现口腔炎、舌炎、舌乳头萎缩、口角皲裂；出现毛发干枯、皮肤干燥、指（趾）甲缺乏光泽、脆薄易裂等。

本病应通过多种途径积极宣传预防的重要性，预防重点应放在合理安排饮食上。孕妇膳食中应供给足够的铁，不足时应及时补充。纯母乳喂养的早产儿和低出生体重儿从 2 月龄开始适当补铁，人工喂养者应采用铁强化配方乳。足月儿可从 4 月龄后补铁，同时适量给予铁强化食品。必要时定期做贫血筛查。

维生素 D 缺乏性佝偻病

维生素 D 缺乏性佝偻病，是以维生素 D 缺乏导致钙、磷代谢紊乱及临床以骨骼钙化障碍为主要特征的疾病。维生素 D 是维持高等动物生命所必需的营养素，它是钙代谢最重要的生物调节因子之一。维生素 D 不足导致的佝偻病，是一种慢性营养缺乏病，发病缓慢，影响生长发育，多发生于 3 月龄至 2 岁的宝宝。该病与以下因素有关。

1. 日光照射不足 维生素 D 由皮肤经日照产生，如果日照不足，尤其在冬季，需定期通过膳食补充。此外，空气污染也可阻碍日光中的紫外线。人们日常所穿的衣服、生活在室内、使用人工合成的太阳屏阻挡紫外线、居住在日光不足的地区等，都会影响皮肤生物合成足够量的维生素 D。对于宝宝来说，日光浴是使机体合成维生素 D 的重要途径。

2. 维生素 D 摄入不足 动物性食品是天然维生素 D 的主要来源，海水鱼如鲱鱼、沙丁鱼，动物肝脏、鱼肝油等，都是维生素 D 的良好来源。天然食物中所含的维生素 D 不能满足宝宝对它的需要，需多晒太阳，同时补充鱼肝油，从鸡蛋、牛肉、黄油和植物油中也可获得少量维生素 D。

3. 钙含量过低或钙、磷比例不当 食物中钙含量不足及钙、磷比例不当均可影响钙、磷的吸收。人乳中钙、磷含量虽低，但比例（2∶1）适宜，容易被吸收，而牛乳中钙、磷含量较高，但钙、磷比例（1.2∶1）不当，钙的吸收率较低。

4. 需求量增多 早产儿因生长速度快，对维生素 D 和钙的需求量增多，加上体内储钙不足，故易引起佝偻病。2 岁后因生长速度减慢且户外活动增多，佝偻病的发病率逐渐降低。

5. 疾病和药物影响 肝、肾疾病及胃肠道疾病影响维生素 D、钙、磷的吸收和利用。小儿胆汁淤积、先天性胆道狭窄或闭锁、脂肪泻、胰腺炎、难治性腹泻等疾病均可影响维生素 D、钙、磷的吸收而患佝偻病。长期使用苯妥英钠、苯巴比妥钠等药物，可加速维生素 D 的分解和代谢而引起佝偻病。

维生素 D 缺乏性佝偻病临床主要表现为骨骼的改变、肌肉松弛，以及非特异性的神经精神症状。患重症佝偻病的宝宝可影响消化系统、呼吸系统、循环系统及免疫系统，同时对宝宝的智力发育也有影响。维生素 D 缺乏性佝偻病在临床上分为初期、激期、恢复期和后遗症期。初期、激期和恢复期，统称为活动期。

1. 初期 多数从 3 月龄左右开始发病，此期以神经精神症状为主，宝宝有睡眠不安、好哭、易出汗等现象，出汗后头皮痒而在枕头上摇头摩擦，出现枕秃。

2. 激期 症状以骨骼改变和运动功能发育迟缓为主，用手指按在 3～6 月龄佝偻病宝宝的枕骨及顶骨部位，感觉颅骨内陷，随着手放松而弹回，称乒乓球征。8～9 月龄以上的佝偻病宝宝头颅常呈方形，前囟大且闭合延迟，严重者 18 月龄时前囟尚未闭合。两侧肋骨与肋软骨交界处膨大如珠子，称肋串珠。胸骨中部向前突出形似“鸡胸”，或下陷呈“漏斗胸”，胸廓下缘向外翻起为“肋缘外翻”；脊柱后突、侧突；会站、会走的宝宝两腿会形成向内或向外弯曲畸形，即膝内翻畸形（O 形腿）或膝外翻畸形（X 形腿）。宝宝的肌肉、韧带松弛无力，因腹部肌肉软弱而使腹部膨大，平卧时呈“蛙状腹”，因四肢肌肉无力，学会坐、站、走的年龄都较晚，因两腿无力容易跌跤。出牙较迟，牙齿不整齐，容易发生龋齿。大脑皮质功能异常，条件反射形成缓慢，宝宝表情淡漠，语言发育迟缓，免疫力低下，易并发感染、贫血。

3. 恢复期 经过治疗后，各种临床表现均消失，肌张力恢复，血液生化改变和 X 线表现也恢复正常。

4. 后遗症期 多见于 3 岁以上宝宝，经治疗或自然恢复后临床症状消失，仅重度佝偻病患儿遗留不同部位、不同程度的骨骼畸形。

维生素 D 缺乏性佝偻病的预防和治疗均需补充维生素 D 并辅以钙剂，防止骨骼畸形和复发。

1. 一般治疗 坚持母乳喂养，及时添加含维生素 D 较多的食品（肝、蛋黄等），多到户外活动，增加日光直接照射的机会。激期阶段勿使宝宝久坐、久站，防止骨骼畸形。

2. 补充维生素 D 活动期每天口服治疗量维生素 D，持续 1 个月后，改为预防量。若不能坚持口服或患有腹泻者，可肌内注射维生素 D，采取大剂量突击疗法，1 个月后改为口服预防量。肌内注射前先口服钙剂 4～5 天，以免发生医源性低钙惊厥。

3. 补充钙剂 维生素 D 治疗期间应同时服用钙剂。

4. 矫形疗法 采取主动和被动运动，矫正骨骼畸形。轻度骨骼畸形在治疗后或在生长过程中可自行矫正，应加强体格锻炼，可做些主动或被动运动，例如俯卧撑或扩胸动作，使胸部扩张，纠正轻度鸡胸及肋外翻。严重骨骼畸形者须行外科手术矫正。

超重与肥胖

身体质量指数是国际上推荐评价宝宝超重和肥胖的首选指标。肥胖是指身体质量指数超过正常范围达到一定程度，通常伴有脂肪层过厚、甘油三酯积聚过多等。由于食物摄入过多或机体代谢改变而导致体内脂肪积聚过多，造成体重过度增长并引起人体病理、生理改变或潜伏。

超重与肥胖的产生可能与以下几方面因素有关：①遗传与环境因素；②物质代谢与内分泌功能的改变；③脂肪细胞数目的增多与肥大；④神经、精神因素；⑤生活及饮食习惯；⑥药物性肥胖；⑦肠道问题。

肥胖的流行不仅对个体健康产生近期或远期影响，而且对社会经济的发展也有较大的阻碍作用。控制肥胖症首先在于合理的膳食营养，关键在于“适度原则”，主要通过平衡膳食来实现。平衡膳食是指膳食中所含营养素种类齐全、数量充足、比例适当，具体要求如下。

1. 食物多样，谷物为主。平衡膳食必须由多种食物组成，提倡广泛食用多种食物，如谷类及薯类、豆类及其制品、蔬菜及水果类、鱼、禽、蛋、瘦肉等。

2. 控制食物量，多吃膳食纤维含量高的全谷物、粗杂粮和蔬菜、水果。

3. 常吃豆类及其制品，含有丰富的蛋白质和维生素，含钙量较高，利用率高。

4. 经常吃适量的鱼、禽、蛋、瘦肉，少吃肥肉和油脂。

三、过敏性疾病照护

湿疹

表现： 湿疹好发于头面部，也可蔓延至全身，主要表现为皮肤表面的红斑或者小丘疹，有明显渗出。如果用手挠抓，会使皮肤表面溃烂，流出黄色液体而结痂。得了湿疹的宝宝会感到患处刺痒，因而会焦躁不安、哭闹不止，严重的可影响孩子的睡眠。湿疹如果护理不当，极有可能使患处皮肤感染化脓，形成脓疱。

处理： 轻度湿疹的宝宝仅有皮肤干燥时，坚持外用护肤品，尽量避免刺激及诱发因素即可保持皮肤的良好状态，无须外用药物。重度湿疹、特应性皮炎的宝宝，需使用激素软膏。湿疹宝宝平时的穿着，建议较正常宝宝略少，尽量不穿高领、紧口的衣服，宜宽松柔软，纯棉质地最佳，避免人造纤维、羽毛和羊毛制品的直接接触。贴身衣物要勤洗、勤晒，清洗时尽量选用柔和、不含香料的洗涤产品。洗澡水不宜太烫，少用沐浴露等去油产品，沐浴后要及时涂用护肤品滋润全身。

荨麻疹

表现： 皮肤突然出现大小不等的粉红色风团，多为圆形、椭圆形或不规则形，可发生在身体的任何部位，开始时孤立或散在，后逐渐扩大并可融合成片。荨麻疹多来得快、去得快，此起彼伏，且新的风团会陆续发生，甚至在旧的风团上叠加发生。胃肠道黏膜受累时可伴有恶心、呕吐、腹痛、腹泻，累及喉和支气管时致呼吸困难或窒息。严重者可致呼吸困难等全身严重过敏反应，伴有心慌、烦躁，甚至血压下降等过敏性休克表现。

处理： 局部冷敷止痒，减少抓挠，立即就医，按医嘱服药。如疑为食物过敏，要记食物日记，寻找可能的食物过敏原并加以回避。

食物过敏

表现： 食物过敏是指由免疫学机制介导的食物不良反应。宝宝食物过敏可发生于各个年龄段，可涉及多个系统，常累及皮肤、消化道、呼吸道等。急性反应主要表现为呕吐、腹泻，慢性反应表现为食物蛋白诱导的小肠结肠炎综合征（慢性呕吐、腹泻）及直肠、结肠炎（便血），嗜酸细胞性食管炎（慢性呕吐、反酸）等。

处理： 发生食物过敏反应时须立即就医，让医生评估症状严重程度。为避免营养失衡，引起轻度过敏的食物可以少吃、常吃，逐渐加量以便逐渐耐受，但造成严重过敏反应的食物，应忌食一段时间，待病情稳定后再从极小剂量开始试吃。为保证足够的营养成分，也可选择一种营养相宜的食物替代品以代替剔除的食物。对于牛奶蛋白过敏的宝宝，母乳喂养者可继续，但是母亲要严格进行饮食规避。配方奶喂养者或过敏症状严重者，可换用深度水解配方奶粉或氨基酸配方奶粉。

过敏性鼻炎

表现：过敏性鼻炎的典型症状是鼻塞、鼻痒、喷嚏、流涕，这在成人往往多见，但是宝宝的过敏性鼻炎症状往往不典型，宝宝打喷嚏、流清鼻涕的现象相对少见，多表现为黏性、黏脓性鼻涕，这也是宝宝过敏性鼻炎容易被家长甚至临床医生忽略的最主要原因。

处理：虽然过敏性鼻炎不能根治，但是我们可以通过正确的治疗手段有效地控制和减轻过敏性鼻炎的症状。回避过敏原是治疗过敏性鼻炎的基础治疗，在这个基础上再进行药物治疗。药物治疗效果欠佳的时候，可以考虑脱敏治疗，也可以适当用一些免疫调节剂，或者配合中医中药改善过敏体质。积极治疗过敏性鼻炎，能在很大程度上防止各种并发症的发生。

四、遗传代谢性疾病预防

苯丙酮尿症

苯丙酮尿症是一种常见的氨基酸代谢病，是由于苯丙氨酸代谢途径中的苯丙氨酸羟化酶缺乏，使得苯丙氨酸不能转变为酪氨酸，导致苯丙氨酸及其酮酸蓄积，并从尿中大量排出。本病在遗传性氨基酸代谢病中比较常见，其遗传方式为常染色体隐性遗传。

表现：该病临床表现不一，主要临床特征为智力低下、神经精神症状、湿疹、皮肤抓痕症、色素脱失、鼠气味等，以及脑电图异常。

苯丙氨酸羟化酶缺乏导致新生儿血苯丙氨酸浓度持续高于 120 微摩尔 / 升时，可诊断为高苯丙氨酸血症，须纳入疾病管理。血苯丙氨酸浓度高于 360 微摩尔 / 升时，排除相关疾病可诊断为苯丙酮尿症。

所有高苯丙氨酸血症者均应在当地医疗机构进一步完善检查并明确诊断，以达到早期干预治疗的目的。如果能得到早期诊断和治疗，上述临床表现可不发生，婴儿智力正常，脑电图异常也可得到恢复。

保健治疗： 一旦确诊，立即治疗，主要是饮食疗法。开始治疗的年龄愈小，效果愈好，以避免或减轻脑损伤。

预防： 避免近亲结婚，开展新生儿筛查，以早期发现，尽早治疗。对有本病家族史的孕妇，必须采用 DNA 分析或检测羊水中蝶呤等方法，对其胎儿进行产前诊断。

先天性甲状腺功能减退症

先天性甲状腺功能减退症是由于宝宝甲状腺先天性缺陷或因母亲孕期饮食中缺碘所致，前者称散发性甲状腺功能减退症，后者称地方性甲状腺功能减退症。其主要临床表现为体格和智能发育障碍，是小儿常见的内分泌疾病。

诊断： 依据血清促甲状腺素（TSH）、游离甲状腺素（FT_4）浓度。甲状腺超声检查、骨龄测定及甲状腺同位素扫描（ECT）等可作为辅助手段。

保健治疗： 早发现，早治疗，如果出生后 3 个月开始治疗，预后较佳，智能绝大多数可达到正常。因此，早诊断、早治疗尤为重要。

预防： 怀孕期间对胎儿的检测相对较难而且风险较大，此时无法预防，待宝宝出生以后及早进行监测即可。对于患地方性甲状腺功能减退症的孕妇，则应适当补充碘，可以预防胎儿先天性甲状腺功能减退症。由于甲状腺疾病有家族高发史，当孕妇患甲状腺疾病后，胎儿的甲状腺发育或功能可能会受到影响，因此有甲状腺疾病家族史的婴儿应定期进行监测。

先天性肾上腺皮质增生症

先天性肾上腺皮质增生症是由于类固醇激素合成过程中某种酶（如21-羟化酶、11β-羟化酶、3β-羟类固醇脱氢酶等）的先天性缺陷，导致肾上腺皮质功能减退，部分宝宝伴有电解质紊乱及性腺发育异常，在新生儿期可因肾上腺皮质功能危象而危及生命。

该病早期主要表现不典型，可以是一些非特异的症状，如食欲差、呕吐、嗜睡和体重增加缓慢，可于出生后数周内出现低钠血症、高钾血症、循环衰竭、失盐危象，危及生命。部分患者有雄激素（多毛等）过多的临床表现。女性宝宝表现为外生殖器正常或阴蒂肥大或没有外生殖器，男性宝宝表现为睾丸增大等。

对于新生儿先天性肾上腺皮质增生症（CAH）筛查阳性者，或临床高度疑似宝宝，均需要在具备小儿内分泌、遗传病专科的医疗单位进行诊断性检查以确诊。

保健随访：治疗目的在于纠正肾上腺皮质功能减退危象，维持机体正常的生理代谢，降低病死率；抑制垂体促肾上腺皮质激素（ACTH）分泌，从而抑制肾上腺雄激素的过度分泌，延缓骨成熟，使宝宝能达到正常的生长及青春发育，提高生活质量。部分宝宝需要外生殖器矫形治疗。

CAH治疗不当与治疗过度均可导致矮小及生理、心理发育障碍等后遗症。因此，治疗后需定期随访，及时调整治疗方案，以最低药物剂量达到良好的代谢控制，避免或减少药物不良反应，改善成年身高。

预防：新生儿疾病筛查，目的是预防危及生命的肾上腺皮质危象及皮质功能不足而导致的死亡。对家族中有本病的孕妇应做产前诊断，并及时给孕妇使用地塞米松，进行胎儿预防性治疗。

葡萄糖 -6- 磷酸脱氢酶缺乏症

葡萄糖 -6- 磷酸脱氢酶（G-6-PD）缺乏症，是遗传性红细胞酶病中最常见的一种，是世界上最多见的红细胞酶病。本病是由于调控 G-6-PD 的基因突变所致。

该病一般由诱因导致，表现为血管内溶血，出现头晕、厌食、恶心、呕吐、疲乏等症状，继而出现黄疸、血红蛋白尿，溶血严重者可出现少尿、无尿、酸中毒和急性肾衰竭。新生儿期溶血主要表现为新生儿黄疸、感染、缺氧，给新生儿哺乳的母亲服用氧化剂药物，或新生儿穿戴有樟脑丸气味的衣服等均可诱发溶血，但也有不少病例无诱因可查。同时还有其他发病原因：①乳母食用蚕豆；②乳母服用某些药物，如解热镇痛药、磺胺类药、硝基呋喃类药、伯氨喹、维生素 K、对氨基水杨酸等；③细菌或病毒感染。

定期保健：确诊该病后，应去除诱因，禁食蚕豆及其制品，停服氧化类药物，必要时应适量输血。葡萄糖 -6- 磷酸脱氢酶缺乏症由食用蚕豆引起者（蚕豆病宝宝）疾病控制较好，他们的保健同正常儿童保健内容及次数类似。

预防：在葡萄糖 -6- 磷酸脱氢酶缺乏症高发地区，应进行群体普查，已确诊为葡萄糖 -6- 磷酸脱氢酶缺乏症者，避免进食蚕豆及其制品，忌服有氧化作用的药物，并加强对各种感染的预防。

五、残疾婴幼儿健康照护

视力残疾

视力残疾是指由于各种原因导致双眼视力低下并且不能矫正，或者视野缩小，以致影响其日常生活和社会参与。视力残疾均指双眼而言，若双眼视力不同，则以视力较好的一眼为准。如仅单眼视力低下，而另一眼的最佳矫正远视力达到或优于 0.3，则不属于视力残疾范畴。视野以注视点为中心，视野半径小于 10 度者，不论其视力如何均属于盲。

保健： 首先，加强生活自理能力的训练。训练的基本原理是通过发展听觉、触摸觉来弥补视力障碍，增强盲童的活动能力。与此同时，通过及时的肯定与鼓励来增加盲童从事活动的信心。

早期干预： 确诊为低视力或盲的儿童，除了药物、手术治疗之外，应及早转介到康复干预机构或在康复干预机构的指导下开展社区家庭早期干预。

听力残疾

听力残疾是指由于各种原因导致双耳不同程度的永久性听力障碍，在无助听设备帮助的情况下，听不到或听不清周围环境声及言语声，在理解和交流等活动上受限，以致影响其日常生活和社会参与。

听力残疾均对双耳而言，若双耳听力不同，以听力较好一耳的听力损失情况作为评估依据。较好耳平均听力损失大于 40 分贝者，为听力残疾。

保健： 佩戴助听器，坚持不懈地进行康复训练，是实现聋儿聋而不哑的根本措施。

1. 听觉训练 其目的是尽早利用聋儿的残余听力，培养他们注意聆听的习惯，最大限度地提高他们对日常各种声音的辨别和理解能力。

2. 发音训练 人类语言的生理基础是由声带振动发音，并由呼吸器官、咽腔、口腔、鼻腔等器官协调活动所产生。为了使听力障碍儿童清楚流利地说出每一个字音，应训练他们掌握各种发音技能，可通过以下五种训练来进行：①呼吸训练；②舌部训练；③口部运动训练；④嗓音训练；⑤鼻音训练。

聋儿康复训练是一个艰难而长期的过程，需要 1 年、2 年、3 年、5 年，甚至更长时间。

早期干预：确诊为永久性听力障碍的宝宝，应及早转介到康复干预机构或在康复干预机构的指导下开展社区家庭早期干预。干预内容包括助听器验配、人工耳蜗植入及系统的听觉言语康复训练，并定期进行康复效果评估。

肢体残疾

肢体残疾是指人体运动系统的结构、功能损伤造成四肢残缺或四肢、躯干麻痹（瘫痪）、畸形等而致人体运动功能不同程度丧失及活动受限或参与的局限。

肢体残疾包括以下几方面。

1. 中枢、周围神经因发育异常或伤、病造成躯干或四肢功能障碍。
2. 上、下肢因发育异常或伤、病所致的缺失、畸形或功能障碍。
3. 脊柱因发育异常或伤、病所致的畸形或功能障碍。

保健：肢体残疾宝宝在成长过程中始终需要特殊的治疗，最重要的是，宝宝必须得到自然的对待，让宝宝尽量与其他孩子一样，特别是他的监护人更应如此。即使有着严重的缺陷，一样可以快乐地成长，并从小时候起就应该有与其他孩子相互交往的机会。对宝宝的状况持实事求是的态度是很重要的，这样你就不会总是希望宝宝并不残疾，或是过分保护宝宝，或是将宝宝与他人隔开。

早期干预：必须及早进行干预，依据不同的残疾类型选择适宜的医疗、康复服务，并根据不同残疾程度，选择适宜的辅助器具，以改善宝宝的日常生活能力。

智力残疾

智力残疾是指在智力发育期间，由于各种有害因素导致的神经系统结构、功能障碍，智力显著低于一般水平（发育商小于70），并伴有适应行为障碍。由于儿童早期大脑发育的可塑性、代偿性特点，部分评估为智力残疾的宝宝在发育期间可能转归正常，因此在智力残疾评估时须注意发育期宝宝的特殊性。

筛查结果为可疑时，须在1个月内复查，以排除因养育方式不当造成的宝宝暂时性发育落后。1岁以内儿童除了已经确诊患有影响智能发展的疾病或综合征时，原则上不做智力残疾诊断。

早期干预：对于智力残疾筛查阳性的宝宝及家庭，针对筛查中发现的养育及发育问题进行残疾预防咨询指导。对确诊为智力残疾的宝宝及家庭，指导家庭进行病因学检查与诊断，选择适宜的医疗、康复服务，并根据不同残疾程度，指导家庭采用家庭康复与机构康复相结合的形式，以改善宝宝的认知水平。

孤独症

孤独症是一种发育障碍的精神疾病，以社会交往障碍、沟通障碍、重复刻板行为及兴趣狭窄为主要临床表现，通常起病于3岁之前，是广泛性发育障碍中最具代表性的疾病。目前国际上将儿童孤独症、阿斯伯格综合征和非典型孤独症统称为孤独症谱系障碍（ASD）。

孤独症诊断主要通过病史询问、体格检查、标准化儿童孤独症评估或诊断量表及必要的辅助检查来完成。依据《中国精神障碍分类与诊断标准（第三版）》（CCMD-3）中儿童孤独症的诊断标准进行诊断。

早期干预：孤独症宝宝应尽早诊断，并在发育可塑性最强的时期（一般为 6 岁以前）对其进行长期、系统的干预。根据宝宝的具体情况，采用教育干预、行为矫正、药物治疗等相结合的综合干预措施。教育干预遵循早期长程、科学系统、个体训练、家庭参与的原则，以改善症状，同时促进智力发展，培养生活自理和独立生活能力，教会孤独症宝宝掌握最基本的生存技能、劳动技能及与人交往的能力。

心理行为发育异常儿童

一般心理行为发育问题：不适当的吸吮行为、咬指（趾）甲、饮食行为问题、睡眠问题、遗尿、过度依赖、退缩行为、屏气发作、暴怒发作、习惯性摩擦综合征等。

常见心理行为发育障碍：精神发育迟滞、言语和语言障碍、孤独症谱系障碍、异食癖、拔毛癖、口吃、睡眠障碍、分离性焦虑障碍、注意缺陷多动障碍、抽动障碍、对立违抗性障碍、创伤后应激障碍等。

宝宝心理障碍还包括精神分裂症、双相情感障碍、抑郁症、焦虑症、恐惧症、强迫症、神经性厌食症、贪食症等，遇到此类宝宝应当及时转诊至精神专科门诊或专科医院。

如果宝宝在健康检查时发现心理行为发育异常，应尽早到区（县）级及以上妇幼保健机构的心理行为发育门诊就诊。心理行为发育门诊接诊一般心理行为发育问题和常见心理行为发育障碍宝宝，对其进行评估、初步诊断和咨询指导。诊断困难者应当及时转诊至心理相关专科门诊或专科医院，并协助康复治疗。

第四章

托育机构基本卫生保健

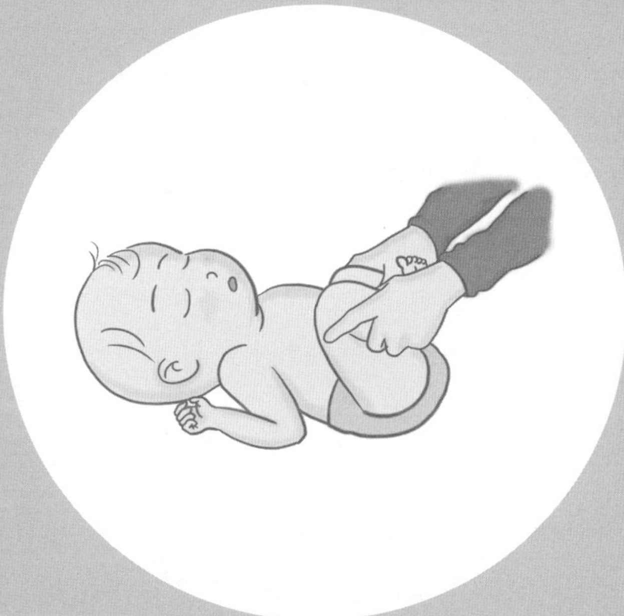

一、一日生活安排

1. 托育机构应当根据各年龄段儿童的生理、心理特点，结合本地区的季节变化和本托育机构的实际情况，制订合理的生活制度。

2. 合理安排儿童作息时间和睡眠、进餐，大、小便，活动、游戏等各个生活环节的时间、顺序和次数，注意动静结合、集体活动与自由活动结合、室内活动与室外活动结合，不同形式的活动交替进行。

3. 保证儿童每日充足的户外活动时间。全日制儿童每日不少于 2 小时，寄宿制儿童不少于 3 小时，寒冷、炎热季节可酌情调整。

4. 根据儿童年龄特点和托育机构服务形式，合理安排每日进餐和睡眠时间。制订餐、点数，儿童正餐间隔时间 3.5～4 小时，进餐时间 20～30 分钟 / 餐，餐后安静活动或散步时间 10～15 分钟。一般儿童午睡时间根据季节以 2～2.5 小时 / 日为宜，3 岁以下儿童日间睡眠时间可适当延长。

5. 严格执行一日生活制度，卫生保健人员应当每日巡视，观察班级执行情况，发现问题及时予以纠正，以保证儿童在托育机构内生活的规律性和稳定性。

二、膳食营养

1. 托育机构应当根据儿童生理需求，以《中国居民膳食指南（2022）》为指导，参考《中国居民膳食营养素参考摄入量》和各类食物每日参考摄入量，制订婴幼儿膳食计划。

2. 根据膳食计划制订带量食谱，1～2 周更换 1 次。食物品种要多样化且合理搭配。

3. 在主、副食的选料、洗涤、切配、烹调过程中，方法应当科学合理，减少营养素的损失，符合儿童清淡口味，达到营养膳食的要求。烹调食物注意色、香、味、形，提高儿童的进食兴趣。

4. 托育机构至少每季度进行 1 次膳食调查和营养评估。儿童热量和蛋白质平均摄入量，全日制托育机构应当达到《中国居民膳食营养素参考摄入量》标准的 80% 以上，寄宿制托育机构应当达到推荐摄入量的 90% 以上。维生素 A、维生素 B_1、维生素 B_2、维生素 C 及矿物质钙、铁、锌等应当达到推荐摄入量的 80% 以上。三大营养素热量占总热量的百分比：蛋白质 12%～15%，脂肪 30%～35%，碳水化合物 50%～60%。每日早餐、午餐、晚餐热量分配比例为 30%、40% 和 30%。优质蛋白占蛋白质总量 50% 以上。

5. 有条件的托育机构可为贫血、营养不良、食物过敏等儿童提供特殊膳食。不提供正餐的托育机构，每日至少提供 1 次点心。

三、游戏与体格锻炼

1. 托育机构应当根据宝宝的年龄及生理特点，每日有组织地开展各种形式的游戏，如宝宝参与度高的各种有益游戏及各种形式的体格锻炼，前提要保证游戏安全，掌握适宜的运动强度，保证运动量，提高婴幼儿身体素质。

2. 保证室内、外运动场地和运动器械的清洁、卫生、安全，做好场地布置和运动器械的准备，定期进行室内、外安全隐患排查。

3. 利用日光、空气、水和器械，有计划地进行体格锻炼。做好运动前的准备工作。运动中注意观察宝宝面色、精神状态、呼吸、出汗量及对锻炼的反应，若有不良反应要及时采取措施或停止锻炼；加强运动中保护，避免运动伤害。运动后注意观察宝宝的精神、食欲、睡眠等状况。

4. 全面了解宝宝健康状况，患病宝宝停止锻炼；病愈恢复期的宝宝运动量要根据身体状况予以调整；体弱儿的体格锻炼进程应当较健康宝宝缓慢，时间缩短，并要对宝宝运动反应进行仔细地观察。

四、卫生与消毒

环境卫生

1. 托育机构应当建立室内、外环境卫生清扫和检查制度，每周全面检查 1 次并记录，为儿童提供整洁、安全、舒适的环境。

2. 室内应当有防蚊、蝇、鼠、虫及防暑和防寒设备，并放置在儿童接触不到的地方。集中消毒应在儿童离园（所）后进行。

3. 保持室内空气清新、阳光充足。采取湿式清扫方式清洁地面。厕所做到清洁通风、无异味，每日定时打扫，保持地面干燥。便器每次使用后及时清洗干净。

4. 卫生洁具各班专用专放，并有标记。抹布用后及时清洗干净，晾晒、干燥后存放；拖布清洗后应当晾晒或控干后存放。

5. 枕席、凉席每日用温水擦拭，被褥每月暴晒 1次或2 次，床上用品每月清洗 1次或2 次。

6. 保持玩具、图书表面清洁卫生，每周至少清洗 1 次玩具，每 2 周翻晒 1 次图书。

个人卫生

1. 儿童日常生活用品专人专用，保持清洁。要求每人每日 1 巾、1 杯专用，每人 1 床位、1 被。

2. 培养儿童良好卫生习惯。饭前、便后应当用肥皂、流动水洗手，早、晚洗脸、刷牙，饭后漱口，做到勤洗头、洗澡、换衣，勤剪指（趾）甲，保持服装整洁。

3. 工作人员应当保持仪表整洁，注意个人卫生。饭前、便后和护理儿童前应用肥皂、流动水洗手；上班时不戴戒指，不留长指甲；不在园（所）内吸烟。

预防性消毒

1. 儿童活动室、卧室应当经常开窗通风，保持室内空气清新。每日至少开窗通风 2 次，每次至少 10～15 分钟。在不适宜开窗通风时，每日应当采取其他方法对室内空气消毒 2 次。

2. 餐桌每餐使用前消毒。水杯每日清洗、消毒，用水杯喝豆浆、牛奶等易附着于杯壁的饮品后，应当及时清洗、消毒。反复使用的餐巾每次使用后消毒。擦手毛巾每日消毒 1 次。

3. 门把手、水龙头、床围栏等儿童易触摸的物体表面每日消毒 1 次。坐便器每次使用后及时冲洗，接触皮肤部位及时消毒。

4. 使用符合国家标准或规定的消毒器械和消毒剂。环境和物品的预防性消毒方法应当符合要求。

第五章

安全保障

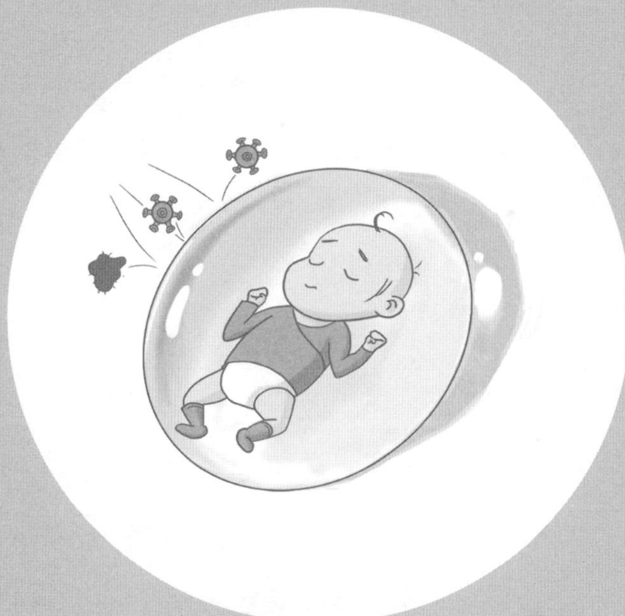

从出生到 3 岁这段时间，是宝宝最容易受到环境影响的时期，安全是实现宝宝健康成长和发展的重要基础。保障宝宝安全是每一个托育机构、家庭都不可忽视的，更是宝宝成长中极为关键的一环。请大家跟我们一起了解如何更好地保护宝宝们的安全吧！

一、居家安全保障

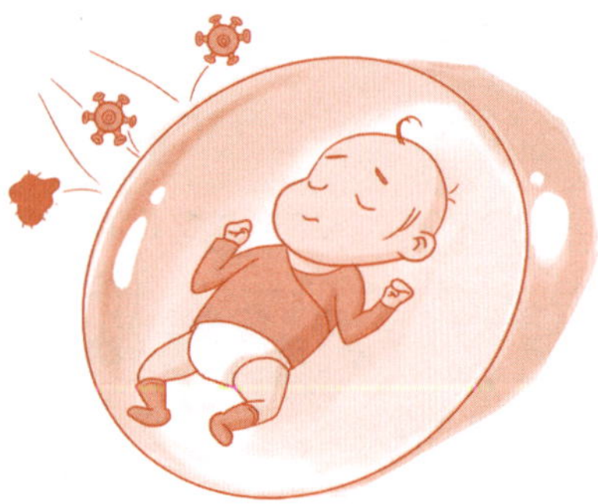

安全环境

宝宝主要的生活环境为家庭或托育机构，对于不同年龄段的宝宝安全建议如下。

0～3 月龄

★ 宝宝居住房间里的所有东西都要保持干净、清洁。

★ 使用空气加湿器，一定要根据使用说明上的要求定期清理，避免滋生细菌和真菌。

★ 使用符合安全标准的婴儿床及寝具，不要在婴儿床上系细绳或容易脱落的毛绒玩具等，尽量让宝宝睡在婴儿床上，不要睡在照护人身边。

★ 给宝宝穿棉质柔软的衣物，避免穿化纤类、针织类衣物，因为有的宝宝可能会诱发过敏。避免穿着有领带、绳子的衣服及包裹过厚，避免发生窒息。

★ 不要给宝宝佩戴项链及其他挂在脖子上的饰物。

★ 不要将安抚奶嘴系在宝宝的脖子上、手臂上，安抚奶嘴上不应有任何可卸下的小部件。

★ 抱宝宝的时候，一定要对头颈部给予支撑，避免头部左右或前后晃动。

★ 给宝宝洗澡时，水温避免过热，洗澡后尽量不要在宝宝身上涂抹爽身粉。

★ 不要将塑料袋或者塑料包装放在宝宝可以碰触到的地方。

★ 不要将宝宝单独留在床上、沙发上、换尿布台上、凳子上。

★ 家里有大宝宝时，要让大宝宝知道不可以在没有大人看护或允许下抱小宝宝，或者在小宝宝身边跳来跳去。

4~7 月龄

★ 宝宝一旦可以自己活动，不干净或不安全的环境充满潜在的风险，比如触摸并吞咽异物、爬来爬去发生坠落等，要注意防范。

★ 日用化学品（如肥皂、洗洁精）和药品要放在宝宝接触不到的地方。

★ 照护人喝热饮或取放热物时，注意观察和远离宝宝，避免烫伤。

★ 不要将宝宝单独留在洗澡盆、浴池里，哪怕水很浅。

8~12 月龄

★ 学步车存在一定的安全隐患，不建议给宝宝使用。

★ 给柜子和抽屉做好安全措施，将茶几桌、餐桌等带硬边或者尖角的家具，用保护垫包起边角，把危险物品和贵重的东西放在宝宝碰不到的地方。

★ 不要在宝宝可触及的区域内留下小件物品、小块食物、玩具零件等可能造成窒息危害的物品。

★ 不要将盛有热液体或食物的容器放在桌子或台面的边上，也不要放在较低的台面上，避免宝宝不慎碰到。

1～2岁

★ 让宝宝远离窗户，将所有的窗户装上牢固的纱窗或者窗栏、护栏等，让宝宝无法推开或打开，预防宝宝发生跌落。

★ 不要让宝宝接触电线，不给宝宝任何需要插电源、电动或者尖锐边角的玩具。

★ 用家具或一些装饰物挡住电源插座，或用插座垫将插孔遮盖起来，确保家中所有的电插座都有安全盖。

2～3岁

★ 确保宝宝的房间足够安全，不建议使用双层床，有摔落的风险。

★ 让宝宝远离热源，比如火炉、地面加热器，将火柴、打火机及其他热的物品置于宝宝接触不到的地方。

★ 避免摔落，可以将所有通向危险之处的门锁起来，把钥匙收好，不要让宝宝拿到。

★ 检查大件家具的稳定性，例如落地灯、书架、电视柜、衣柜等。

★ 不要给 3 岁以下的宝宝玩带有磁铁的玩具，比如磁力珠等。

二、食品安全保障

宝宝的饮食既要保证营养，又要保证健康。对于不同年龄阶段的食品安全，养育照护人及家长们可以参看以下建议。

0～3 月龄

★ 不要在宝宝完全平躺时喂奶，以免增加窒息的危险，或导致中耳炎。

★ 挤出的母乳可以在常温下保存 3～4 小时，放在冰箱冷藏室里最多可以保存 3 天，放在冷冻室里最多可以保存 6 个月，注意应将母乳放在冷冻室深处。

★ 不能将母乳、配方奶或奶瓶放在微波炉里加热，因为微波炉会使容器中的奶温度过高，也会破坏母乳中的一些抗感染成分及营养和保护物质。

★ 如果是配方奶粉喂养，考虑自来水安全，用来冲调配方奶的水应煮沸 1 分钟左右，用不低于 70℃的煮沸水来冲调配方奶粉，再晾至常温。喝配方奶之前，要充分搅拌并先试一试奶的温度。

★ 乳母不要吸烟，也尽量避免吸入二手烟；不要酗酒。

★ 宝宝在喂养后如果哭闹，不一定表明没有吃饱，只要宝宝的体重在持续增加，大、小便也都正常排泄，就不用担心。

★ 4 月龄之前，不要给宝宝喂辅食。

4～7 月龄

★ 确保购买的食物是宝宝专用的，以保证含有这个年龄所需要的各种营养成分，同时又不会含有过多的盐。

★ 给宝宝吃罐装辅食的时候，先把食物从罐中取出小份放到餐具中，然后再喂给宝宝，吃剩的食物不要存放，更不要放回罐中。

★ 给宝宝吃的所有食物都要搅碎或保证足够柔软，以防窒息。为了避免宝宝噎住，吃辅食的时候，要确保坐直。避免宝宝哭闹时喂食。

★ 使用安全的喂养餐具，比如硅胶婴儿勺，可以避免对宝宝不必要的伤害。

8～12 月龄

★ 不要给宝宝吃质地过硬的食物，或者任何膨化的、可能堵塞气道的食物。

★ 大多数宝宝在大约 8 月龄的时候可以学着自己吃东西。吃手抓食物的时候需要监护，保证食物弄成小块，防止咬下大块的食物而噎住。

1～2 岁

★ 鼓励宝宝吃各种健康的食物，不要在宝宝的食物中添加糖，不要给宝宝吃过辣、过咸、过油、过烫、过凉的食物，让宝宝决定自己吃的量，避免过度饮食。

★ 坐着的时候才能进食，且需要看护。确保给宝宝吃的任何食物都切成小块，容易咀嚼。

2～3 岁

★ 鼓励宝宝拿勺进餐，培养宝宝健康的饮食习惯。

★ 一定要尽最大可能确保宝宝吃健康的食物。

三、外出安全保障

外出活动是日常照护中不可或缺的部分，户外活动、玩耍时，照护人要具备安全意识，避免不必要的隐患。

0～3 月龄

★ 新生儿期宝宝尽量居家不外出，除非生病就医、打疫苗等特殊情况。

★ 乘车出行时，尽量使用宝宝安全座椅。

★ 不要将宝宝单独留在车上或外面，不要把宝宝托管给陌生人，哪怕一小会儿。

★ 高温炎热天气外出时，宝宝要注意防晒、防中暑，尽可能避免让宝宝受到太阳直射。炎热的季节给宝宝使用任何器械之前，一定要检查该物品表面的温度。

★ 带着宝宝旅行时尽可能确保正常的生活规律不被打乱，依宝宝的作息时间来安排活动。

★ 旅行（包括飞机、火车等）时，确保宝宝躺在安全座椅上，尽量不要抱在照护人腿上。

4～12月龄

★ 室外玩耍时，看护宝宝的照护人要时刻保持视线在宝宝身上，始终保持距离宝宝一臂之内。

★ 不要将宝宝单独留在游泳池或水池旁边，无论水有多浅。

★ 做好外出的充分准备，包括尿不湿、湿巾、消毒用品等。

1～3岁

★ 乘坐汽车出行时，后排是适合宝宝坐的最安全位置，不要让宝宝坐在汽车的前排，即使是非常短的旅途。当汽车在行驶中时，不要让宝宝从汽车安全座椅中爬出来。

★ 当宝宝在滑滑梯或者攀登架上玩耍时，需要照护人时刻看护，尽量选择有保护措施的场所，比如游乐设施的下方地面有吸能减震保护层（如沙土或者橡胶垫等）。

★ 宝宝骑小车玩耍时，尽量佩戴大小合适的安全头盔和护具。

★ 不要让宝宝在道路上、停车场等危险的地方玩耍。

★ 车辆后面有较大的盲区，不要让宝宝去有车辆的地方玩耍。

★ 带宝宝旅行的时候，最好给宝宝穿鲜艳的衣服，这样容易识别。可以在宝宝衣服的口袋里放一张卡片，写上宝宝的名字、家长的手机号码及家庭地址。随身携带一张宝宝近期的照片。

★ 在有动物的环境中，加强对宝宝的看护。远离陌生动物，不招惹动物。

四、心理安全保障

心理的安全感可以伴随宝宝自信成长。不管哪个时期，养育照护人在为宝宝提供健康的生活保证的同时，还要重视保护宝宝的心理安全。心理安全是照护人非常容易疏忽的一个重要方面，尤其是情感虐待和忽视，往往照护者本人并不能意识到。

照护人是养育照护的主要实施人，养育照护的质量取决于照护人的身心健康状况。照护人如果出现了健康问题，尤其是精神方面的，比如处于焦虑、抑郁状态，会影响自己的情绪、判断和思考能力，难以对宝宝表达温暖、关爱和愉快的情感，会影响与其之间的互动，阻碍宝宝的早期发展。

0～36 月龄

★ 新生儿期宝宝的心理需求相对较少，吃、睡、拉是成长的主题，照护人良好的心理状态和积极的态度格外重要，要及时关注宝宝的生理需求，并给予适当的回应。

★ 照护人要充分了解宝宝各个时期的情感需求，及时给予恰当的回应，比如怀抱、抚摸和微笑等，使宝宝与照护人之间建立安全的依恋关系。

★ 任何时候都应无限制地用语言、行为、眼神等表达对宝宝的喜爱和夸奖，建立宝宝内在自信心、安全感、富足感。

★ 避免任何对宝宝的忽视、体罚、虐待、暴力或威胁行为，哪怕是照护人习以为常的大声呵斥，都会对宝宝造成潜在、长久的心理影响。

★ 照护人避免在宝宝面前发生争执吵架，甚至大动干戈，这对宝宝造成的心理创伤非常巨大而且深远。

★ 夫妻恩爱，尊老爱幼，是家里最好的风气，能给宝宝营造非常好的家庭氛围及成长空间。

★ 言传身教，照护人做，宝宝看，照护人的言行举止，会潜移默化影响宝宝的心理成长。

给宝宝关爱与陪伴，避免其遭遇忽视、虐待、暴力或冲突等有害打击。忽视是指照护人在具备能力的情况下疏于对宝宝尽照护责任和义务，长期或严重疏忽宝宝的基本需要，包括生理、心理、安全、教育等。如果照护人长期忽视宝宝的需求或表现出不耐烦，宝宝会缺乏安全感，对他人的信任感降低，变得胆小不合群，责骂会伤害他们的自尊。这些打击对宝宝的情绪和心理发展会带来诸多不利影响，甚至会影响终身，抑或影响到他们对下一代的养育。

第六章

常见健康问题

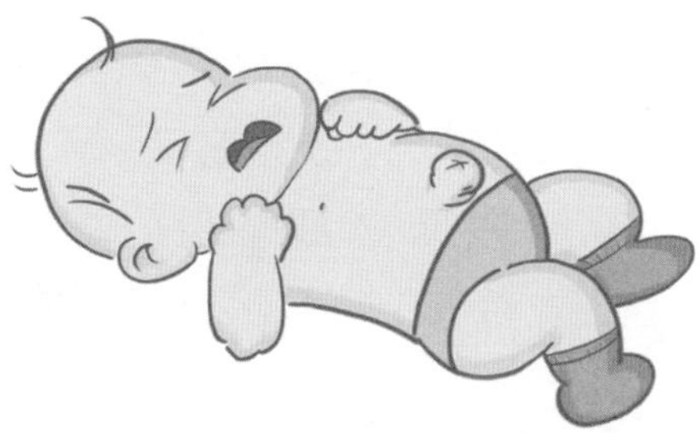

每一个时期的宝宝，都会有疾病发生的可能，宝宝出现任何不适表现，养育照护者都应细致观察，及时发现问题，必要时要向专业人士咨询或及时就医。以下是各阶段最常见的问题。

一、新生儿期宝宝常见问题

黄疸

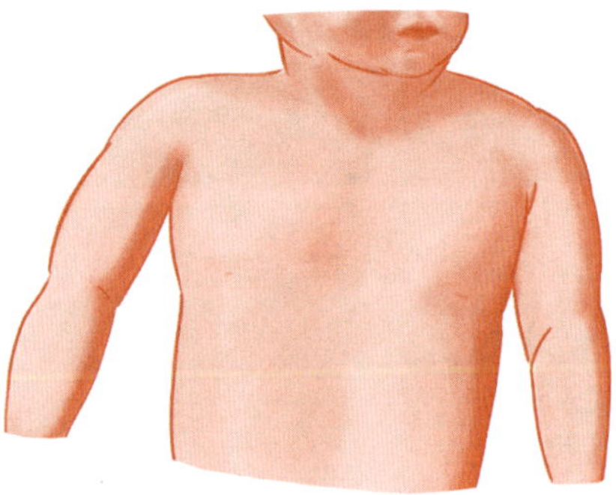

黄疸

初为人父人母，可能遇到的第一个问题就是黄疸。照护人常常发现宝宝在出生后第 2～4 天，脸上皮肤变成了黄色，随着宝宝一天天长大，逐渐又看到宝宝眼睛和胸部、腹部、胳膊、腿上的皮肤也变成了黄色。早产儿和母乳喂养的宝宝更常见。

怎么鉴别：将手指轻轻按在宝宝的面部皮肤上，在良好的照明条件下（最好在自然日光下）观察，如果按压部位的皮肤看起来是黄色的，你的宝宝很可能得了黄疸。

怎么处理：更频繁地哺乳，可以让宝宝喝更多的奶，促进排泄，从而使胆红素通过粪便排出。在出生的头几天里，母乳喂养的宝宝每天哺乳可达到 8～12 次。在某些情况下，医生可能建议暂停母乳喂养，改配方奶喂养，黄疸消退后再继续母乳喂养。房间温度适宜时，让宝宝赤裸暴露在阳光下，多晒太阳，每次 1 小时左右，要把眼睛和会阴遮盖住，阳光可以穿过房间玻璃帮宝宝退黄；还可以口服退黄药物。如果宝宝黄疸还没有好转，可能需要到医院检查血液里的胆红素水平，有时需要接受光疗，就是通过一种特殊的蓝光，帮助身体清除胆红素。

鹅口疮

念珠菌在宝宝嘴里过度生长会引起鹅口疮，即口腔两侧颊部和舌头上会长出洗不掉的白色斑点。很多父母一看到这种情况，就很担心、害怕，其实鹅口疮通常不会引起不适或严重的问题。只不过，有些时候鹅口疮可能会让宝宝难以进食，变得烦躁、易哭闹。

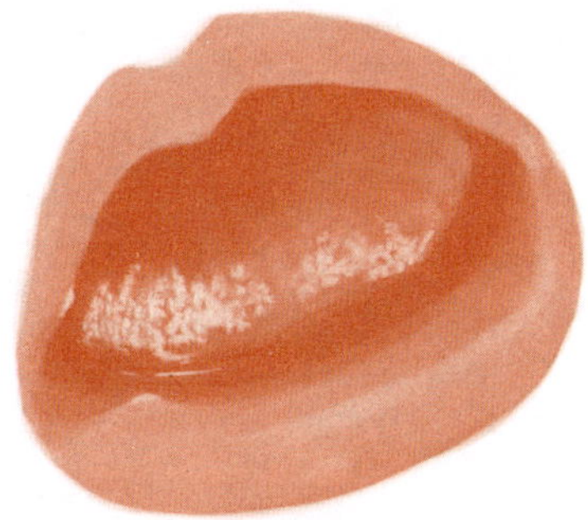
鹅口疮

怎么鉴别：如果你注意到宝宝的嘴里出现白色的、散布成片的斑点，可以请医生帮你确诊。

怎么处理：如果鹅口疮反复发作，难以根除，可能需要更换宝宝的安抚奶嘴和奶瓶的奶嘴。如果母乳喂养的宝宝感染了鹅口疮，妈妈和宝宝都需要接受治疗。医生一般会给宝宝使用温和的抗真菌的液体药物涂抹口腔，给妈妈使用抗真菌的乳霜治疗乳房感染。口服益生菌有时也能帮助鹅口疮尽快好转。

鼻泪管不通

很多父母会奇怪，宝宝并没有哭，为什么眼睛看起

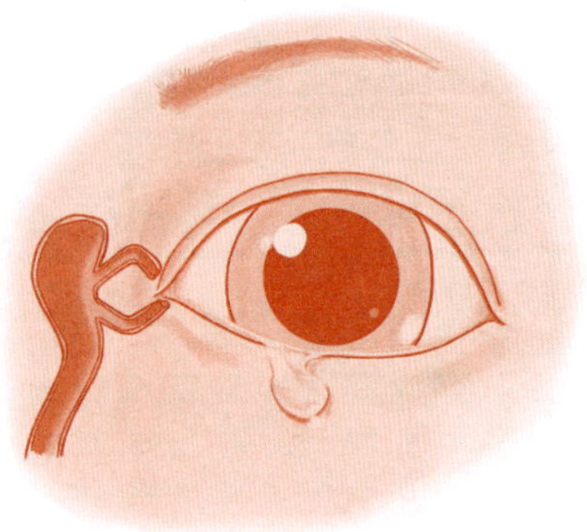

鼻泪管不通

来总是泪眼汪汪的，偶尔还会有泪水流出。这种情况通常被称为鼻泪管不通，是因为有不少宝宝出生时鼻泪管发育不完善导致阻塞。不过，一般宝宝的眼睛不会红肿，除非受到感染。

怎么鉴别：宝宝爱流眼泪，眼睛看上去总是水汪汪的，若遇上感染，还会出现早晨起来眼睛被分泌物糊住，这时就需要请医生检查。

怎么处理：鼻泪管阻塞一般并不严重，大多可在宝宝 6～9 月龄的时候自行缓解。很多小儿眼科医生会教你如何按摩宝宝蓄积眼泪的内眼角，也就是泪囊的位置，还可以用棉签或干净的手指轻轻地从内眼角向上按压，来帮助宝宝疏通鼻泪管，排空泪囊里积存的脏的液体。

胃食管反流

很多宝宝出生后会出现吐奶的情况，大多随着宝宝慢慢长大，呕吐会停止。但还有些宝宝仍会持续吐奶，这种多是因为胃食管反流，即宝宝咽东西时食管和胃之间的肌肉环（也就是食管下括约肌）发育不成熟，食管里的气泡可能会将液体推出宝宝的嘴。

怎么鉴别：哺乳后宝宝频繁吐奶，甚至咳嗽、大哭或过度疲累时也会吐奶，有时比较易激惹，不易安抚，就要去看医生。

怎么处理： 宝宝胃食管反流一般不会影响生长发育，照护人不要太担心，照护人可能要在手边多准备些用于擦拭呕吐物的毛巾。给宝宝少食多餐，每次比平时喂得略少一点儿。母乳喂养的话，每次喂奶的时间缩短一些；奶瓶喂养的话，要检查奶嘴大小，及时更换合适的奶嘴。在每次喂奶时和喂奶后拍嗝，可以防止空气在宝宝的胃里累积。让宝宝坐位，用手撑着宝宝的头，多抚摩宝宝的后背也能改善反流。

血管瘤

有些照护人发现，宝宝在出生时没有皮肤红斑，或是仅发现轻微的扁平红斑，而在出生后 2～3 周，头部、颈部或者身体其他部位出现了清晰可见的鲜红或紫红的皮疹状不明物。照护人很担心，不知道这是什么，其实大概有 10% 的小宝宝会出现这种血管瘤。

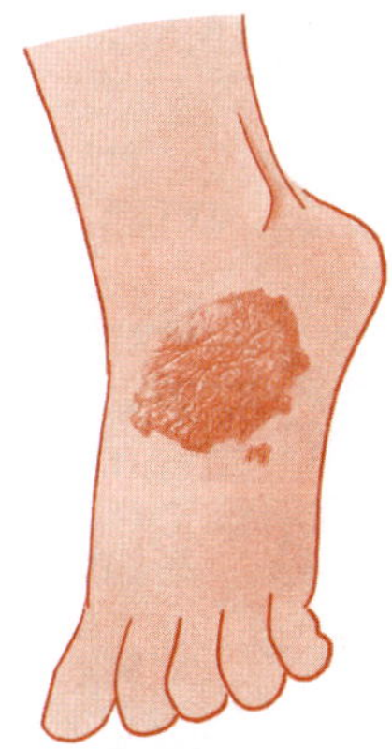

血管瘤

怎么鉴别： 宝宝的皮肤上如果长出了红紫色的不明物，可以去医院，请医生帮助判断。

怎么处理： 大多数血管瘤会在宝宝 3～4 月龄时长到最大，之后不经治疗也能缓慢而稳定地变小。有时最好的做法是不去管它们。但有些情况下，伴发某些合并症的血管瘤也要及时治疗或去除，这需要医生的仔细诊断。口服药物、在皮肤上直接涂抹药水可以帮助缩小血管瘤，也可以通过手术切除血管瘤。

二、1～6月龄宝宝常见问题

鞘膜积液

许多照护人发现，刚出生的男宝宝一侧或双侧阴囊有时会肿肿的，活动或哭闹时肿得更明显，躺下或休息时会减轻，但宝宝一切正常，没有发现任何不适，是正常的吗？其实，这种情况是因为宝宝发生了鞘膜积液。

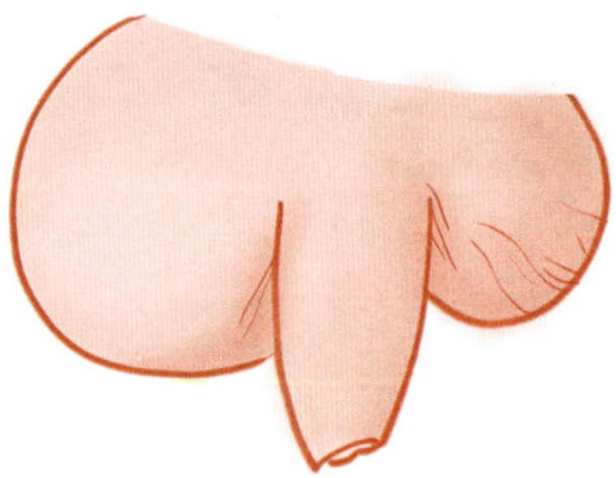

鞘膜积液

怎么鉴别：医生会给宝宝做透光试验，用手电筒照射宝宝的阴囊，如果发现睾丸旁边充满了液体，可能就是睾丸鞘膜积液。如果肿胀严重，或阴囊摸上去较硬，医生会给宝宝安排超声检查。

怎么处理：鞘膜积液通常不会造成宝宝不舒服，多在1岁内自行消失，如果持续存在1年以上，就算没有引起疼痛等不适，医生多数会建议手术。如果宝宝的阴囊部位似乎有触痛感，伴有恶心和呕吐，照护人就要立即带他就医，这提示可能出现了嵌顿疝。在这种情况下，往往需要紧急手术。

呕吐和幽门狭窄

很多父母一看到宝宝呕吐就很害怕，尤其是看到宝宝将胃里大部分东西通过口腔甚至鼻子剧烈喷出的时候。幽门狭窄会阻碍食物进入胃里，引起呕吐的量一般要比吐奶多。父母还会担心宝宝呕吐会不会引起别的肠胃问题，比如肠梗阻、肠胃感染。

怎么鉴别：如果你的宝宝只有 2～6 周，在连续 6～12 小时内，每次喂奶 30 分钟内都会剧烈呕吐，需马上就医，儿科医生可以依据超声检查结果进行诊断。

怎么处理：幽门狭窄大多需要手术治疗。宝宝呕吐最大的风险是会因失去太多的体液而导致脱水。宝宝呕吐后，让胃休息 15～30 分钟，之后再提供少量液体，从一两勺口服补液盐水开始喂起，如果宝宝没吐，就再喂一次，逐步增加液体量。喂母乳只需要喂一侧乳房，5 分钟即可，或用奶瓶喂少量配方奶也可以。如果宝宝还是吐，就可能需要输液。如果宝宝 8 小时后没有呕吐，可以逐渐恢复到平常的喂养模式。

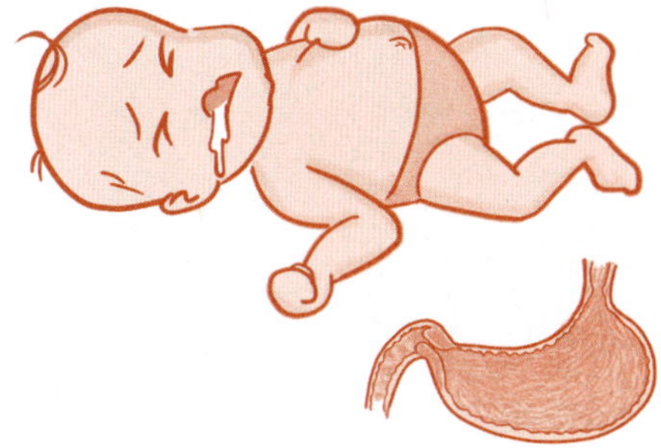

幽门狭窄

头皮乳痂和脂溢性皮炎

有些父母发现宝宝头皮上出现痂皮状皮疹不知道怎么办，其实这种“摇篮帽”在宝宝中很常见，医学上称为“头皮乳痂”，如果这种皮疹蔓延到头皮之外的区域，比如面部、尿布包裹区域，医生就会称它为“脂溢性皮炎”。

怎么鉴别：如果 1 个月大的婴儿头皮上出现了痂皮状皮疹，或者，你还可能观察到宝宝的颈部、腋窝及耳后的皮肤褶皱处有一些发红，应该去看医生。

怎么处理：脂溢性皮炎并不是一种严重的问题，一般在宝宝出生后的前几周就开始发生，然后在几周或几个月内逐渐消失。如果只局限在头皮，应该比平时更经常给宝宝洗头。洗头的时候，使用温和的婴儿洗发水轻轻按摩宝宝的头皮，可以将痂皮洗去。当脂溢性皮炎扩散到身体其他部位时，可以在医生指导下外涂氢化可的松乳膏或抗真菌乳膏。

脐疝

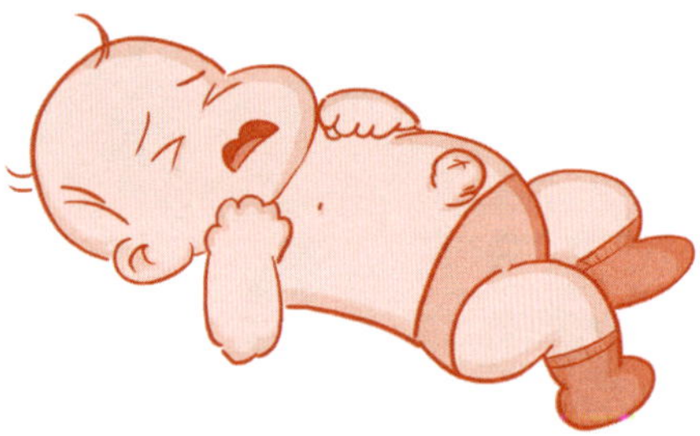

脐疝

宝宝出生 1 周以后脐带会慢慢脱落，肚脐也会闭合，看起来比较平整。如果宝宝肚脐有鼓起来的小包块或隆起，尤其哭泣、咳嗽等时更加突出，这种情况医学上称为脐疝，通常在出生后 1～2 个月发生。早产儿会更多见。

怎么鉴别： 有些宝宝情况较轻，肚脐会轻微鼓起来一点点，有些宝宝情况比较严重，可能会鼓起来 2～3 厘米，把皮肤撑得很薄很亮。

怎么处理： 脐疝一般不影响宝宝的生长发育，大多会随着年龄的增长而自然愈合。可以使用脐疝带或柔软的布将宝宝的肚脐绑住，防止疝块突出。还要尽可能避免宝宝长时间剧烈哭闹，避免长期咳嗽。宝宝饮食上也要注意，避免便秘和腹胀。也有少数宝宝在 2 岁之后仍然没有愈合，或者脐疝的疝环直径大于 2 厘米以上，这就需要手术治疗。

腹股沟疝

有些父母发现宝宝腹股沟区出现一个小包块或隆起，男宝宝的阴囊变大，那么宝宝可能患了腹股沟疝。这种疾病的发病率约为5%，而且一般见于男孩，但通常不会引起宝宝的任何不适，所以家长不用太担心。

怎么鉴别：当观察到宝宝腹股沟区或阴囊中有肿块，就要考虑这个问题。

怎么处理：虽然腹股沟疝必须治疗，但它并不是一种急症。医生有可能指导你让宝宝躺下并抬起双腿，有时候这个体位可以让肿块消失。如果宝宝疝区疼痛，就提示有可能发生了嵌顿疝，这时家长应该立即带宝宝就医。医生有可能采用手法复位的方式将突出的肠道还纳，即使这种手法复位成功了，宝宝依然需要后续的手术来修补形成疝的裂口。

先天性肌性斜颈

有些宝宝出生6～8周时，不明原因地头总是歪向一边，这种多数是先天性肌性斜颈，可能与宝宝在子宫内时的胎位有关，如臀位儿和分娩困难的胎儿。

怎么鉴别：医生会查看宝宝的颈部，让宝宝做颈部的超声检查。

怎么处理：早期治疗非常重要，这样才能在宝宝出现永久性畸形之前，及时把问题纠正。有专门的康复训练方法可以帮助宝宝伸展颈部肌肉。当宝宝睡觉时，最好仰卧，并把宝宝的头放在与歪斜位相反的位置。在宝宝清醒的时候，也要让宝宝处于合适的姿势，把宝宝喜欢的玩具等放在头歪斜时不常看的那一侧。如果康复训练或调整姿势不能解决问题，就可能需要手术治疗。

隐睾

随着男宝宝的生长发育，睾丸自腹膜后腰部开始下降，于胎儿后期降入阴囊。但有些宝宝，特别是早产宝宝，在出生时一侧或双侧睾丸没有下降到阴囊里，这种情况称为隐睾。

怎么鉴别：若宝宝的阴囊看起来比较小，像是发育不完全的样子，或者双侧阴囊看起来不对称，一侧比较丰满，另一侧空瘪，就需要去医院检查。

怎么处理：如果宝宝患有隐睾，每次常规体检都需要重新检查睾丸是否已经下降。如果到宝宝 6 个月大时，睾丸还没有下降到阴囊中，就需要手术治疗。如果宝宝隐睾的病情拖到 2 岁以上，那么将来很可能影响生育功能。

尿道下裂

有些男宝宝小便时尿液向下流，不能呈现抛物线的水流状，站着小便有些困难，这种情况可能是宝宝的尿道口位于阴茎的底部，医学上称为尿道下裂。

怎么鉴别：有经验的医生通过检查宝宝尿道口的位置就可以做出诊断。

怎么处理：轻微的尿道下裂可能不需要治疗，而中度至重度的尿道下裂需要手术修复。大多数患有尿道下裂的宝宝可以在 6 个月大的时候接受修复手术。严重的宝宝为了完全修复可能需要接受不止一次的手术治疗。

阴唇粘连

给女宝宝换尿布或洗屁股时会发现有的宝宝阴道口两侧的阴唇长在一起，部分或完全堵住了阴道口，这就是阴唇粘连。这种问题有可能发生于宝宝刚出生的前几个月或更大些的时候，原因是尿布覆盖的区域不断受到刺激并发炎症。阴唇粘连几乎没有明显的症状，但它有时会引起宝宝排尿困难或容易发生尿路感染。

怎么鉴别：如果宝宝的阴道口看起来完全或部分被堵住了，就要请医生检查。

怎么处理：大部分阴唇粘连，会随着宝宝长大而自行痊愈。一般来说，宝宝如果没有尿路感染的症状，就无须治疗，也可以在使用麻醉药的前提下手动分离粘连。让宝宝每天进行坐浴，保持会阴部清洁，对预防和治疗阴唇粘连很重要。

尿布皮炎

给宝宝换尿布时发现宝宝臀部与尿布接触区域（尤其是腹股沟及外阴区域）的皮肤出现潮红、皮疹，甚至溃烂或感染，这种情况就是尿布皮炎，也称为尿布疹或婴儿红臀。

怎么鉴别：当照护人发现宝宝的臀部出现红疹、潮红或更严重的皮肤问题时，要考虑是否为尿布皮炎。

怎么处理：一定要注意保持宝宝会阴及臀部皮肤的清洁，这是治疗尿布皮炎最好的方法。在宝宝每次排尿、排便后清洗其会阴和臀部，皮肤擦干后涂抹护臀霜。如果局部皮肤有溃烂，需在医生指导下进行药物治疗。

湿疹

很多照护人分不清湿疹到底是什么样子，其实湿疹是多种皮肤疾病的总称，以红色的痒疹为特征，宝宝出现急性湿疹时可能表现为皮肤发红、干燥、起皮，或皮肤发红、潮湿、有液体渗出。当湿疹持续很长时间，皮肤就有可能变厚、颜色变深，并形成痂皮。

怎么鉴别：如果宝宝身上出现了很像湿疹的皮疹，可以请医生帮助判断。

怎么处理： 参见第三章中“过敏性疾病照护（湿疹）”相关内容。

喉软骨软化

有些宝宝喉咙里时不时发出“吼吼”声，用力吸气时更明显，还经常呛奶、呛咳，这种情况称为喉软骨软化，多见于出生后 2~6 个月的男孩，与喉软骨发育不成熟、胃食管反流等有一定关系。营养不良的宝宝缺乏维生素 D 和钙质，也会增加喉软骨软化的风险。

怎么鉴别： 如果宝宝出生后不久喉部发出间断性、吸气性、低音量的声音，同时脖颈处会出现凹陷，就应该寻求医生的帮助。

怎么处理： 喉软骨软化对宝宝的危害不小，有时导致喂养困难、生长停滞。轻度喉软骨软化宝宝补充维生素 D 和钙剂后会逐渐好转，重度喉软骨软化宝宝需要手术治疗。预防喉软骨软化的发病非常重要，有效的方法是妈妈在怀孕期及哺乳期多补充营养，多补充微量元素，多晒太阳，促进骨质吸收。

肠绞痛

所有的宝宝都会哭，但是有些宝宝比起其他宝宝更爱哭。这种哭泣通常在出生后几周开始，不管照护人怎么安抚，想让宝宝停止哭泣，都没有什么效果，大约持续到宝宝 3 个月大时才会有所好转，这种情况可能是肠绞痛。天生易怒或敏感、过敏、疝气、肠胀气等，这些都可能是造成肠绞痛的原因。

怎么鉴别： 肠绞痛的典型表现是每天 2~3 小时以上、每周至少 3 天（有时会是每天）、至少持续 3 周的大哭大闹。如果有类似固定时间、难以安抚的哭闹表现，及时到医院就诊。

怎么处理： 医生会给宝宝做一个体检来确定造成宝宝不舒服、哭闹的可能诱因。如果检查发现宝宝很健康，没有找到其他器质性疾病，那么医生可能会诊断为肠绞痛。一旦考虑肠绞痛，最主要的治疗方法是调理肠道功能，包括按摩、抚触和药物治疗。

食物过敏

有食物过敏家族史的父母担心宝宝吃的东西会引起过敏，其实当发生了食物过敏，任何食物都可能是过敏原，不过某些食物更容易引起过敏反应，比如牛奶、鸡蛋、小麦、鱼、虾等。如果宝宝在接触某种食物后出现皮肤症状（如瘙痒的皮疹、荨麻疹、肿胀）、消化道症状（如恶心、呕吐、腹泻）、呼吸道症状（如打喷嚏、哮鸣）、循环系统症状（如皮肤苍白、头晕目眩、意识丧失），那么食物过敏的可能性非常大。

怎么鉴别：医生会安排宝宝做过敏相关检查，比如皮肤点刺试验和血清学检测。

怎么处理：参见第三章中“过敏性疾病照护（食物过敏）”相关内容。

便秘

宝宝几天不排便，照护人会担心宝宝便秘。纯母乳喂养的新生儿几天甚至 1 周没有排便是很常见的事情，这种是“攒肚子”，不是病症。便秘指的是大便干硬、排便困难。只要大便是软的，容易排出，基本上没有便秘问题。相对于新生儿来讲，便秘更常见于接受如厕训练的、蹒跚学步的宝宝。

怎么鉴别：宝宝出现如下状况，可能有便秘。①出生 1～2 天后仍没有排胎便，已经排除先天性巨结肠等疾病；②宝宝好几天不排大便，排便时宝宝愁眉苦脸或者表现出不适、烦躁、大便干硬。

怎么处理：大多数宝宝便秘很轻微，是饮食改变导致的，短时间内就能得到解决。母乳喂养的宝宝很少因为母亲的饮食改变而便秘。还有些是胃肠功能发育不完善引起的，随着时间的推移，会自然消失。多给宝宝喝水，添加富含膳食纤维的辅食，多做腹部按摩，对改善便秘有帮助。

生理性贫血

生理性贫血是宝宝生长发育过程中正常的生理现象，大多数宝宝在出生后第 1～8 周血红蛋白会逐渐下降，在出生后 10～12 周内红细胞下降到最低，血红蛋白量也降至 100 克 / 升左右，出现轻度贫血，但一般不会引发严重的贫血。

怎么鉴别： 如果发现 2～3 个月大的宝宝眼睑和指甲末端看上去不够红润，甚至苍白，有可能存在生理性贫血，可以到医院做健康体检，这时可能会发现宝宝血液里的血红蛋白低于正常范围。

怎么处理： 生理性贫血一般是自限性的，多数不需要治疗，而且补充铁剂也无效，多在 3 个月以后红细胞生成素的合成增加，促进骨髓造血功能，红细胞和血红蛋白又会逐渐增加。对于血红蛋白明显下降的宝宝，可以补充多种维生素制剂，比如维生素 C，以促进贫血的恢复。如果血红蛋白下降至小于 70 克 / 升或合并其他疾病时，需要尽快就医，可能需要输血。

听力损失

听力损失可能发生于任何年龄。出生时就存在或发生于婴幼儿期的听力损失如果没有被发现和治疗，会给宝宝的发育带来严重后果。很多宝宝会出现轻微的听力损失，原因是充血、感冒或中耳炎导致液体积聚在中耳。永久性听力损失一般不多见。

怎么鉴别： 在任何时候，只要宝宝出现了听力损失，就要立即进行听力评估。不满 6 个月、无法配合或理解听力检查，或存在严重发育迟缓的宝宝，可以做听性脑干反应检测和耳声发射检测。

怎么处理： 听力损失的治疗方法取决于病因。如果是由中耳积液引起的轻微传导性听力损失，医生可能建议，3 个月后再测听力；如果鼓膜后还有积液，医生可能会建议做引流。如果传导性听力损失是由外耳或中耳畸形造成的，助听器有助于宝宝的听力恢复正常或接近正常。如果宝宝出生时就存在听力损失，那么早植入（最好在宝宝 1 岁前）人工耳蜗更有助于宝宝的语言和听力发育。

维生素 D 缺乏性佝偻病

宝宝多汗、好哭、睡眠不沉、烦躁，可能是得了维生素 D 缺乏性佝偻病。这是一种慢性营养性疾病，生长发育过快、慢性呼吸道感染、慢性腹泻及其他慢性疾病都有可能导致维生素 D 缺乏性佝偻病。

鉴别和处理： 参见第三章中“营养性疾病预防（维生素 D 缺乏性佝偻病）”相关内容。

斜视

斜视是宝宝最常见的一种眼部问题，控制眼部的肌肉不平衡是根本原因。有些宝宝存在假性斜视，随着宝宝逐渐长大会自然消失。真性斜视不会随着年龄而消失，如果不及时治疗，通常会变为弱视，继而导致永久性视力下降。

怎么鉴别： 如果宝宝 4 个月大时出现斜视，即使只是有时出现，也要去眼科进行评估。准确的诊断结果很重要。

怎么处理： 越早开始治疗，效果越好。医生一般会推荐矫正眼镜、眼药水或眼部手术来治疗斜视。手术是安全有效的，但是为了让双眼准确矫正，有时需要二次手术。如果必要，一般在宝宝 6～18 个月时实施手术。

缺铁性贫血

宝宝面色有些发白、容易疲劳、总是烦躁易怒、食欲缺乏，可能是缺铁性贫血。大多数足月出生的婴儿储备了足够持续 4 个月的铁元素。之后，储备减少了，需要从其他来源（如食物、婴儿配方奶或铁补充剂中）补充铁。

鉴别和处理：参见第三章中“营养性疾病预防（缺铁性贫血）”相关内容。

三、7～12月龄宝宝常见问题

上呼吸道感染

照护人常常担心宝宝感冒，确实有很多宝宝在 1 岁以内时常常因为病毒或细菌感染引起上呼吸道感染，也就是大家常说的感冒。感冒通常持续一两个星期，偶尔时间也会更长。经历了新型冠状病毒感染疫情，大家都容易理解感冒最常见的传播方式：空气飞沫或气溶胶传播。感冒时，最常出现的表现就是发热，宝宝发热是件煎熬的事。通常情况下，发热本身对宝宝没有太大危险，是宝宝免疫系统在对抗感染、发挥作用的标志。潜在的伤害来自引起发热的感染，宝宝的免疫系统尚未发育完善，细菌和其他微生物感染很容易扩散到全身。

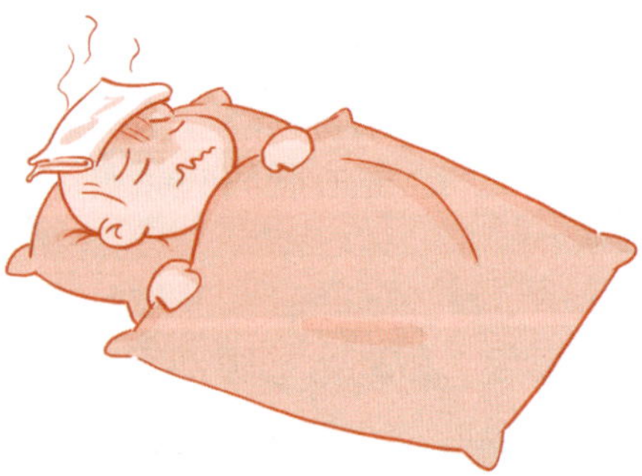

发热

怎么鉴别：宝宝感冒时，可能会发热、鼻塞、流鼻涕、打喷嚏、咳嗽、声嘶、眼睛变红等。其中发热的判定是用温度计测量宝宝体温时，腋窝温度高于37.4℃。

怎么处理：目前并没有能够治愈感冒的良药。大多数病毒感染性疾病没有特效的抗病毒药。明确有细菌感染时可以使用抗生素。对于发热的宝宝，需密切监测他们的精神状态和表现，寻找其他疾病的迹象或症状，如食欲缺乏、呕吐、易怒或反常的困倦。多数时候轻微发热不需要治疗，会和相关的感冒或感染一起痊愈。可以给宝宝提供足够的液体量，包括水、口服补液盐、母乳或配方奶等。可以口服改善症状的药物，让宝宝舒服一些。症状如果不缓解，需要及时就医。照护人哺乳或照料宝宝前要洗手。不要让宝宝与其他人共用奶瓶、餐具或吸管杯等。

口腔疱疹

很多照护人喜欢亲吻宝宝，殊不知照护人口中的病毒、细菌常常会通过亲吻传播给宝宝，引起宝宝口腔感染。由单纯疱疹病毒引起的口腔疱疹是常见的口腔疾病，症状为口腔内和嘴唇出现疱疹、肿胀。

怎么鉴别：当发现宝宝出现口腔内疱疹，牙龈疼痛、肿胀、发红，口水增多时，就要带宝宝就诊，可能还要化验血液来明确病原菌。

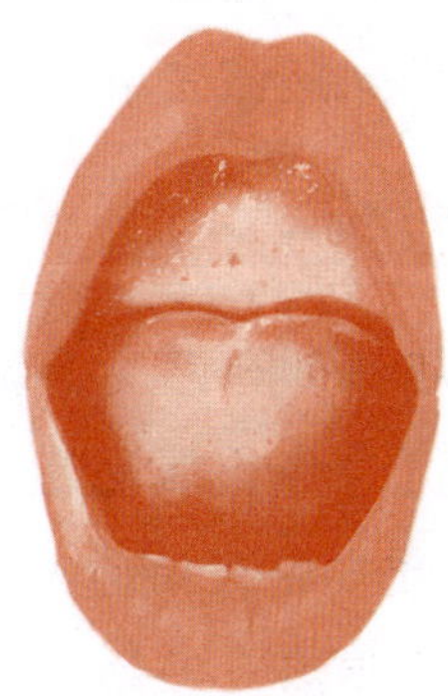

口腔疱疹

怎么处理：原发性疱疹并不是一种严重的疾病，但是会让宝宝感到不适。可以口服改善症状的药物；多休息及睡觉可以减轻宝宝身体不舒服；确保饮食清淡营养。疱疹病毒的传播方式是直接接触，所以安全起见，不应该让任何人亲吻宝宝。另外，不能让宝宝和其他人共用餐具及水杯。

喉炎

有一种特殊的上呼吸道感染，一旦发病就来势汹汹，如果不及时处理很容易造成呼吸困难，这就是喉炎。喉炎最常见的表现是声嘶、发热、咳嗽，尤其咳嗽声较为尖锐，像"犬吠声"，常常会引起照护人担心。其实，早期喉炎只要发现及时、治疗及时，一般是不会发展到喉梗阻的。早期也可以在家中治疗，治疗效果大多比较满意。

怎么鉴别：响亮、尖厉、吠叫样咳嗽是喉炎的典型症状，常常在夜间暴发，同时可能有发热、声音嘶哑，有时还会有流涕、鼻塞等症状。

怎么处理：喉炎大多数较为轻微，虽然看起来很严重，但是只要用上改善症状的药物，多数会彻底痊愈。保持室内空气湿润，可以放置加湿器。可以让宝宝坐位，帮助其缓解呼吸费力；让宝宝多睡觉；有时转移宝宝注意力可以帮宝宝忘掉不舒服。如果症状持续没有缓解，应该去看医生。

幼儿急疹

照护人对于宝宝高热都很焦急，有一种高热应该是最有惊无险的了，那就是幼儿急疹。幼儿急疹非常常见，通常始于突然高热，体温高于 39℃，持续 3～5 天。有些宝宝在发热前或发热时可能出现咽痛、流鼻涕、咳嗽等症状。宝宝也可能会出现颈部淋巴结肿大。一旦退热，多会出现皮疹，但也并不总是如此。皮疹由许多粉色小点组成，主要长在宝宝的躯干上。大多数情况下，皮疹不痒，也不会引起不适，但是也有些宝宝会烦躁不安，一般持续几天才能消退。

怎么鉴别： 当宝宝持续高热，不易退热，或热退后全身出现皮疹时，有经验的医生可能很快就能识别出。

怎么处理： 幼儿急疹一般不严重，与大多数病毒性疾病一样，也需要走完自己的病程。多睡觉，多喝水，可以服用改善不舒适症状的药物。凉毛巾敷在宝宝额头上可以缓解发热带来的不适。大多数宝宝在 1 周内就可以完全康复。

高热惊厥

有些宝宝受到感染后体温迅速上升，出现惊厥。看着宝宝高热惊厥发作很让人害怕，但它通常并无害，而且一般不代表长期、持续的健康问题。多数时候，高热惊厥会在宝宝生病第 1 天发生，有时甚至在父母意识到宝宝生病之前发生。

怎么处理： 如果宝宝出现了高热惊厥，及时就医是必要的。同时保持冷静并遵循以下原则：把宝宝放在不会掉下来的地方保持侧卧；靠近观察和安慰宝宝；把宝宝身体周围任何坚硬或尖锐物体拿开；解开紧绷的或束缚性的衣物；不要限制或干扰宝宝的动作；不要将任何东西放入宝宝的嘴里。

胃肠型感冒和肠胃炎

胃肠型感冒是感冒的一种特殊类型，大多由柯萨奇病毒等肠道病毒经口或呼吸道感染所引起，既有流涕、鼻塞等感冒症状，又有呕吐、腹泻等消化道症状。肠胃炎以消化道症状为主，呕吐、腹泻比较剧烈，常与宝宝不干净、不恰当地进食有关。轮状病毒和诺如病毒是引发肠胃炎的两种常见原因。宝宝通常因为把手指或其他受病毒污染的物体塞进嘴里而感染。

怎么鉴别： 如果宝宝有严重的或迁延不愈的腹泻，尤其是伴有呕吐的情况，仔细观察宝宝是否有脱水的迹象，比如极度口渴、口干和排尿少于平时正常量。

怎么处理： 当宝宝得了肠道感染，最重要的是补充流失的水分和盐分。呕吐或腹泻后，让宝宝的胃休息半小时至1小时，然后补充少量液体。如果没有再吐或再拉时，可以再喂1次。帮助宝宝补充水分，慢慢地恢复正常饮食。避免给宝宝乳制品和含糖的食物，这些会使腹泻加重。注意让宝宝多睡觉，多休息。

四、1～2岁宝宝常见问题

尿路感染

尿路感染在宝宝中相当普遍，尤其是女孩，不仅有上行传播途径，还有血液传播途径。2岁以下宝宝的尿路感染辨别起来不那么容易，通常唯一症状是无明显原因的发热，且排除了上呼吸道感染和腹泻等其他疾病。

怎么鉴别： 宝宝有不明原因的发热且持续超过24小时，特别是当体温超过39℃的情况下，需要化验新鲜尿液，看是否有尿路感染。医生可能还会安排超声检查，查看有没有泌尿系统发育异常，以及明确感染部位。

怎么处理： 尿路感染需要及时治疗，否则感染可能会迁延导致肾永久性损伤。如果宝宝有尿路感染，医生将开出一个疗程的抗生素，可能需要服用1～2周。即使宝宝退热，也要确保服用完整个疗程，治疗结束后，一般会再化验一次尿样，确保细菌已完全清除。

腹泻

腹泻是照护人比较关心的问题。宝宝1岁以后，正常情况下应每天排便1～3次，或1～2天排便1次，偶尔3天排便1次也属正常。便便应该是软条状，颜色应该是黄色、褐色。饮食不当、受凉，甚至服用某些药物（比如抗生素）都有可能引起宝宝腹泻。腹泻可能伴有呕吐和发热症状，细菌感染还可能导致便血和腹痛。

怎么鉴别：宝宝的大便比平时更频繁，呈稀水样或性状明显改变，可能是腹泻了，需要到医院化验新鲜的大便标本。

怎么处理：避免脱水是腹泻宝宝面临的最重要的事。轻度腹泻的宝宝，如果肚子饿了，没有必要限制饮食，继续用母乳或配方奶粉正常喂养，如果有尿少、泪少等脱水的表现，要及时服用“口服补液盐”补充丢失的水分，严重时就要输液了。当腹泻有所好转时，可以给吃辅食的宝宝提供些清淡的食物。少食多餐，而不要一次吃很多，尽量让宝宝在几天内回归到正常的饮食中，确保足够的营养。如果持续腹泻，医生可能建议食用无乳糖奶粉或做进一步检查。

扁桃体和腺样体肿大

你往宝宝的咽喉里看，有可能看到两边分别有一个粉红色、椭圆形的组织，它们就是扁桃体。扁桃体一般从宝宝出生后 10 个月开始发育，当身体对抗感染性疾病时，它们能够产生抗体。和扁桃体一样，腺样体也是宝宝抵御感染的一道防线，位于咽喉最上方，在小舌的上方、鼻的后方。

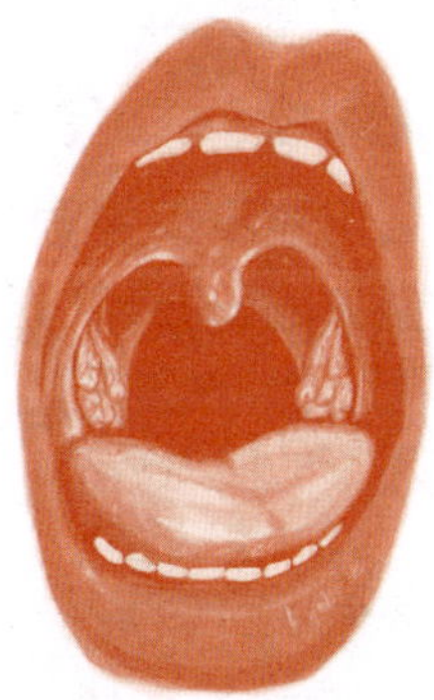

扁桃体肿大

怎么鉴别： 让宝宝张开嘴，用手电筒能看到扁桃体红肿或扁桃体上出现白色或黄色的覆盖物。只有将特殊的仪器伸入宝宝鼻腔或口腔，或通过 X 线才能观察到腺样体。

怎么处理： 如果宝宝反复出现扁桃体或腺样体肿大的症状和体征，急性期可用抗炎药物或激素类鼻喷雾剂治疗，稳定期可以请耳鼻喉科医生评估要不要做扁桃体切除术和腺样体切除术。

淋巴结肿大

很多家长摸到宝宝脖子上有活动的小结节就很紧张，以为宝宝得了什么大病。其实淋巴结是人体抵御感染和疾病的重要防御性组织，内含的淋巴细胞是抵御感染的屏障。淋巴结变大或肿胀通常意味着淋巴细胞因体内感染或其他疾病而数量增多，它们需要产生更多抗体。

怎么鉴别： 如果宝宝的淋巴结肿大，你有可能摸到或看到肿大的淋巴结。触摸它们可能还会产生触痛。

怎么处理： 治疗淋巴结肿大的方法取决于引起它的原因。在绝大多数情况下，淋巴结肿大并不严重。宝宝的颈部、耳后或脑后几乎总有几个小淋巴结肿块（小于 1 厘米），这种情况无须担心。淋巴结肿大一般会在原发病痊愈后逐渐消失。如果是淋巴结本身发生感染，那么可能不仅需要用抗生素治疗，还需要局部外敷药物以限制感染蔓延，甚至可能要用外科手术的方法引流脓液。

耳部感染

经常有宝宝对照护人说自己耳朵痛，照护人很紧张，就带宝宝到医院检查。一大部分原因是耳部感染，中耳炎尤其多见，常于感冒或其他呼吸道感染之后发生。长期慢性耳部感染可能会引起听力问题和其他严重的并发症。

怎么鉴别： 宝宝感冒后出现耳朵疼痛、耳朵出水、拉扯某只耳朵、入睡困难、哭闹烦躁等，就要当心耳部感染。

怎么处理： 有些轻微的耳部感染即便没有采取任何治疗，也会在一两周内康复。抗生素对耳部感染很有效，可口服或滴耳。为了减少耳部感染的风险，要经常洗手，提高免疫力，避免接触生病的人，因为耳部感染常常发生在上呼吸道感染之后。二手烟也会导致频繁的耳部感染，应注意避免。

肺炎

病毒和细菌感染都会影响到肺，引起肺炎。在 2 岁以下宝宝中，病毒性肺炎要比细菌性肺炎更为常见。咳嗽、咳痰是肺炎最常见的表现。很多照护人非常害怕宝宝咳嗽，其实咳嗽对于患肺炎的宝宝是有益的，可以帮助其清除黏液和痰，因为有东西刺激宝宝的气管时，就会引起反射性咳嗽。但有时要注意区分，因为吸入“异物”（一块食物、一个玩具或其他小物件）滞留在气管里也会引起咳嗽；活动、冷空气、睡眠或过敏原等也会引起慢性咳嗽。

怎么鉴别： 如果宝宝出现咳嗽，呼吸急促、呼吸困难，嘴唇、指甲发蓝，发热，没有胃口，变得比平时更加无精打采或躁动不安，要尽快去医院就诊。

怎么处理： 如果医生怀疑宝宝患了细菌性肺炎，可能会让宝宝口服抗生素。抗生素对病毒感染无效，但有时很难区分病毒性肺炎和细菌性肺炎。病毒性肺炎通常是通过加强护理、使用改善症状的药物、增强免疫力来治疗。可以引导宝宝进行一些安静的活动，让宝宝得到充分的休息。宝宝可能需要你多抱抱，还需要多喝水。主动接种疫苗，特别是肺炎疫苗、流感疫苗，也有助于预防宝宝患上肺炎。

毛细支气管炎

毛细支气管炎是一种常发生在小宝宝身上的肺部感染，它由病毒引起，通常是呼吸道合胞病毒，在冬季具有很强的传染性。如果宝宝患了毛细支气管炎，症状可能从轻微到严重各不相同。

怎么鉴别： 当宝宝出现咳嗽、咳痰、咳憋、喘息的表现时，要带去医院就诊。

怎么处理： 轻微的毛细支气管炎可以在家中治疗。如果宝宝的症状严重，那么需要住院治疗。宝宝可能需要吸氧来维持血液里足够的血氧含量，也可能需要静脉补液来防止脱水。鼓励宝宝多喝水，如果不补充足够的水分，可能存在脱水风险。要经常洗手，防止病毒传播，尤其小宝宝要尽可能避免密切接触已经感冒的大宝宝或者成年人。

肠套叠

很多照护人不知道宝宝莫名其妙地哭闹不安是怎么了，但如果宝宝同时还有呕吐、发热的表现，那么可能是肠套叠，对于 2 岁以下的宝宝来说是非常常见的腹部急症。肠套叠通常会让宝宝有剧烈的疼痛感并伴有阵发的喊叫，喊叫过后宝宝可能出现间断性安静甚至困倦的迹象。

怎么鉴别： 如果宝宝出现阵发性腹痛，哭闹，甚至有血样便等表现，需要尽快带宝宝到医院就诊。

怎么处理： 医生会安排确诊的肠套叠患儿进行 X 线造影检查（空气造影或钡灌肠），造影检查不仅有助于诊断，还能解决肠道堵塞的问题。如果灌肠仍未能解决肠道堵塞问题，可能需要做急诊手术。避免暴饮暴食，饮食有节度是预防肠套叠的好方法。

蛲虫病

很多照护人没见过蛲虫，其实蛲虫卵很容易通过人与人的接触传播。常见的情况是，一个感染了蛲虫的宝宝搔抓了自己的肛门区域，手上粘了虫卵，然后在沙坑玩耍或使用马桶时留下虫卵，另一个宝宝无意间在这些地方接触了虫卵，继而带入自己口中。虫卵被吞下后，就会在体内孵化，蛲虫会沿着消化道到达肛门，并在这里产卵。蛲虫往往引起宝宝夜间肛门附近瘙痒，女孩还可能出现阴道瘙痒和分泌物增多。

怎么鉴别：在宝宝早晨起床之前，观察宝宝肛门附近的皮肤，可能会看到蛲虫的成虫，白灰色，线状，长度有 0.6～1.3 厘米。

怎么处理：一些口服的处方药或非处方药可以很容易地治疗蛲虫病。一般来说，这种药物只需要先服用一次，然后 1～2 周后再服用一次即可。培养宝宝勤洗手的习惯并经常清洗、消毒宝宝的玩具可以起到预防作用。

铅中毒

铅对人体是有害的，在宝宝体内长期蓄积后会影响很多器官（包括大脑）。含有灰尘的玩具、油漆碎片或污垢、空气中的铅、含铅的水管中流出的水、某些专业材料（如彩色玻璃、颜料）、一些百叶窗、香料或化妆品，电池厂、射击场或油田，都是需要远离的高铅环境及物品。

怎么鉴别：发现宝宝出现生长发育问题、睡眠问题、精神行为问题时，要带宝宝到医院就诊，确定宝宝是否铅中毒的唯一方法是进行血液检测。一般建议宝宝在健康体检的时候，同时进行体内的铅水平检测。

怎么处理：铅中毒有可能引起学习障碍及行为问题，还有可能使宝宝出现肠胃问题、食欲下降、贫血、头痛、便秘、听力损失，甚至身材矮小。当血铅水平为 100 微克 / 升或更高时，要进行治疗，一些铅中毒宝宝需要接受 1 个疗程以上的治疗，通常医生会开一些口服排铅药。

龋齿

当发现宝宝的牙齿变黑了，可能是出现了龋齿，也称虫牙或蛀牙。龋齿是由于食物在牙齿上滞留，细菌繁殖，进而破坏牙齿硬组织形成的。

怎么鉴别：当宝宝的牙齿上出现黑色，疑似牙菌斑时，要及时带宝宝到口腔科就诊。

怎么处理：宝宝出现了龋齿，根据严重程度，治疗方法不一，比如修补蛀牙、根管治疗等。龋齿的发生与平时饮食不当有一定关系，不要吃太甜的食物，即使吃也不能吃得太多，每次吃完之后要把牙齿刷干净。正确而有效地刷牙是必不可少的，在宝宝 6 岁之前，应该是照护人亲自为宝宝刷牙。无论如何，多注意保护牙齿和口腔卫生，不要让细菌滋生，才是最好的预防措施。另外，建议每隔半年要带宝宝进行口腔检查。

五、2～3岁宝宝常见问题

耳垢堵塞

很多照护人发现宝宝会拉扯某一个耳朵，如果宝宝没有任何其他不舒服，有可能是宝宝耳朵里耳垢堵塞了，也就是说耳屎太多了。耳垢是有益的，是自然的身体防御系统的一部分，它能通过黏住灰尘、减缓细菌生长来保护耳道。正常情况下，耳垢会变干并从耳朵里掉出来。但是有时候，耳垢会在耳朵里面堆积过多，容易形成炎症或影响听力。

怎么鉴别：耳垢堵塞不太容易确认，如果宝宝总是使劲儿拉扯自己的耳朵，或注意到宝宝的听力有问题，或看到耳朵中排出大量耳垢，就要预约医生进行耳相关检查。

怎么处理：医生会通过耳镜观察宝宝的耳朵里是否有过多的耳垢，然后建议用滴耳剂来软化耳垢，再使用刮匙或吸耳器去除多余的耳垢，也会用喷水器或充满温水的橡胶球冲洗器冲击耳垢。照护人不要私自用棉签、手指或其他东西清理宝宝的耳朵。

荨麻疹

有些照护人突然发现宝宝皮肤上出现红色团片状皮疹，伴发痒，宝宝烦躁哭闹，照护人很着急，不知道宝宝怎么了。其实这种皮疹叫荨麻疹，是过敏反应引起的。荨麻疹可能遍布宝宝全身或集中在一个区域，皮疹形状不规则，还有可能改变位置，某些区域可能会扩大进而合并在一起。荨麻疹发病时间为几天或几周。

怎么鉴别： 当发现宝宝身上出现红色皮疹又很痒时，需要考虑是不是对什么东西过敏而引起的荨麻疹。

怎么处理： 荨麻疹通常并不严重，如果宝宝得了荨麻疹，可以在医生的指示下使用抗组胺药，如氯雷他定、西替利嗪。宝宝荨麻疹往往看起来比他们的实际感觉更糟。尽可能让宝宝保持舒适，穿着轻薄、棉质的衣服。温水不太会加重瘙痒，避免用热水洗澡。修剪宝宝的指甲以避免抓挠。试着回忆导致荨麻疹的过敏原，回避过敏原将有助于防止荨麻疹复发。

哮喘

一听哮喘，很多照护人感觉很可怕，其实这个问题现在被研究得很深入了，也有很规范的治疗方案，不必太恐慌。当宝宝被暴露在特定情况下时，宝宝的肺部和呼吸道很容易发炎，炎症会使呼吸道收缩，导致呼吸困难，这就被称为哮喘。年幼的宝宝患哮喘的第一个表现可能是由感冒引起的气喘，过后在下一次感冒时又复发，在有哮喘、过敏或湿疹家族史的宝宝中更常见。

怎么鉴别： 当宝宝出现反复气喘或一直不容易恢复的咳嗽时，就要做肺功能检查看看是不是哮喘。

怎么处理：哮喘需要医生诊断并系统、规范地治疗。被诊断出患有哮喘并有规律症状的宝宝需要每天给药。支气管扩张剂、白三烯受体拮抗剂、平喘药物等都是常用的口服药。高压泵雾化或储雾罐雾化是家长必须掌握的服药工具。坚持正确地使用治疗哮喘药物是很重要的，好处远远大于那些微小的风险。定期门诊复查，建立哮喘档案。远离会引发宝宝哮喘的过敏原，定期打扫卫生，清除灰尘。

流感

很多照护人搞不清楚流行性感冒（简称流感）与普通感冒的区别，但都知道流感通常会使宝宝感受到比普通感冒更多的痛苦。流行性感冒病毒（简称流感病毒）感染在宝宝生病前 1 天左右和生病时都具有传染性，2 岁以下宝宝发生流感后患并发症的风险更高。因为流感病毒不断变化，所以每年人们都会研制出新的疫苗来对抗 3 种当年最可能出现的毒株，这就是为什么我们每年要打一次流感疫苗。

怎么鉴别：如果宝宝突然出现高热、发冷、肌肉酸痛、极度疲劳乏力，建议到医院检查流行性感冒病毒抗体是否阳性。

怎么处理：接种流感疫苗是预防流感最好的方法，6 个月以上的宝宝，包括其照护人，都可以接种。如果宝宝得了流感，让宝宝多睡觉、多喝水，多抱抱宝宝，可以服用改善症状的药物。经常洗手，保持经常使用物品的表面清洁，咳嗽或打喷嚏时用纸巾或肘弯掩住口鼻，不要共用饮食器具或牙刷，不要互相亲吻手或嘴，不要接触患有流感的人，在流感高发期避免接触人群，以上都是预防流感的措施。

手足口病

近几年人们常常谈到手足口病就色变，主要是因为它的传染性。其实手足口病现在比较多见，是病毒感染引起的，其特征是口腔溃疡或疱疹及手、脚心皮疹。发热常常是手足口病的初始症状，然后是咽喉痛，烦躁易闹，有时食欲缺乏。发热后1～2天，口腔、咽喉里会出现溃疡或疱疹。在随后的一两天，臀部、手、脚可能会长出皮疹。

怎么鉴别： 如果宝宝出现发热、咽喉痛、食欲缺乏，手、脚心皮疹，建议到医院就诊，有经验的医生可以准确诊断。

怎么处理： 与大多数病毒性疾病一样，手足口病也没有特效的抗病毒药物。一般医生会根据宝宝的症状提供一些改善症状的治疗措施。要鼓励宝宝多喝水、多睡觉。宝宝在患病第1周内传染性最强，最好居家隔离。尽量多给宝宝喝母乳或配方奶，喝水比吃固体食物更重要，多喂点儿柔软的、不太需要咀嚼的食物。

脓疱病

很多照护人看到宝宝脸上起红疹，顶端有脓点，就很着急，担心影响颜值。其实这个可能是脓疱病，是一种在宝宝中较为常见的高度传染性皮肤病。脓疱病通常是由于细菌通过伤口或蚊虫叮咬进入皮肤导致的，但它也会出现在完全健康的皮肤上。

怎么鉴别： 如果宝宝鼻子周围、嘴巴周围或其他身体部位出现红色带脓点状皮疹，几天内迅速破裂，渗出脓水，然后形成黄棕色硬皮，伴瘙痒，可能就是脓疱病。

怎么处理： 脓疱病通常在两三周内自行消失，但是因为脓疱病有时会导致更严重的感染，医生会选择涂抹抗生素软膏或口服抗生素治疗。即使溃疡愈合，也要确保宝宝完成了整个用药疗程。保持皮肤卫生是预防感染的最好方法。等宝宝皮疹消退48～72小时后，可能不再具有传染性，就可以继续将宝宝送幼儿园或托儿所。

蚊虫叮咬

照护人带宝宝出去接触大自然时难免会遇到蚊虫叮咬。被蜜蜂、胡蜂、大黄蜂、小黄蜂和火蚁咬后，大多数宝宝在被叮咬的最初几小时内会出现疼痛、红肿。多数宝宝只会对叮咬有轻微的反应，但是一些宝宝对昆虫毒液（特别是带刺的昆虫）比别人更敏感，会引起严重的过敏反应。

怎么鉴别： 多数宝宝被蚊虫叮咬后皮肤会出现瘙痒的红色团状突起或皮疹，也有些宝宝会发生发热、疼痛、呕吐、腹泻、呼吸困难。

怎么处理： 如果扎入肉里的刺很明显，应尽快把它拔出来。刺一旦被拔出，可用凉毛巾或冰袋缓解疼痛和肿胀。用凉毛巾敷患处也可以帮助缓解昆虫叮咬造成的瘙痒，还可以涂抹炉甘石洗剂、氢化可的松软膏等来缓解瘙痒，注意炉甘石洗剂不要涂在破损的伤口上，如果瘙痒严重，也可以口服抗组胺药。出去游玩时，做好蚊虫防护措施很重要，比如防蚊罩、防蚊贴、防蚊衣物、防蚊液等。

弱视

什么是弱视？有些照护人可能不太了解。弱视是发育性问题，有些原因是天生的，比如上睑下垂把眼睛挡住了；还有些原因是后天造成的，比如宝宝斜视、高度屈光不正、没有经过矫正的屈光参差等，使宝宝眼睛没有得到有效的视觉刺激，导致视力发育障碍。弱视通常只影响一只眼睛，也可能会影响两只眼睛。要注意的是，弱视宝宝眼部并没有明显损伤或异常。

怎么鉴别： 在宝宝出生后的最初几个月，如果你注意到宝宝出现视线游离的情况，就要带宝宝去眼科就诊。

怎么处理：矫正眼镜或眼罩通常可以纠正弱视，有时，弱视需要手术治疗。如果不及时治疗的话，弱视可能会造成永久性视力损伤。事实上，儿童弱视是导致青年人和中年人单侧视力障碍的最常见原因。对于大多数弱视宝宝来说，在数周或几个月内，通过适当的治疗可以改善视力，越早治疗，效果越好。

结膜炎

当照护人看到宝宝眼珠子红红的，就会很担心“这是怎么了”，其实这是宝宝眼球与眼睑相连部分表面一层透明的膜发生了炎症或感染，医学上称为结膜炎。结膜炎通常是由细菌或病毒感染引起的，也可能由过敏反应导致。

怎么鉴别：如果你注意到宝宝一只眼睛或双眼的白眼球和眼睑发红，或者宝宝在明亮的灯光下感到不适，频繁地眨眼睛，就要怀疑宝宝可能得了结膜炎。

怎么处理：急性结膜炎的持续时间跟感冒差不多，通常在1周左右，但有时持续两三周。在传染期，结膜炎通过接触传染，照护人每天给宝宝清洗外眼睑后都要仔细洗手。病毒感染造成的结膜炎需要时间来完成本身的一个病程周期，细菌感染造成的结膜炎可以通过使用抗生素眼药水或眼药膏来治疗。如果结膜炎是由于过敏反应引起的，医生还会建议使用针对过敏人群的特定的眼药水。

睑腺炎

当宝宝用脏手或指甲揉眼睛时，有可能将细菌传播到眼睑上，导致眼睑边缘出现红色肿块，这种疾病称为睑腺炎。如果肿块发生在睫毛根部的睑缘处，就是外睑腺炎；如果肿块发生在睑板腺内，即俗称的“眼皮”里，就是内睑腺炎。

怎么鉴别：如果你突然发现一个红色肿块出现在宝宝的眼睑边缘，宝宝的眼睑可能被细菌感染了。

怎么处理： 大多数睑腺炎不需要治疗。睑腺炎通常在几天内或 1 周内自行消失。如果睑腺炎在 1 周内未痊愈，红肿超出了宝宝眼睑的范围，延展到宝宝的脸颊或面部其他地方，医生可能建议使用抗生素眼膏或眼药水。家长一定不要尝试去抠掉肿块或挤出脓水，保持宝宝的脸和手清洁，可以将温毛巾敷到宝宝的眼睑上来缓解疼痛或不适，每次 5～10 分钟，每天几次温敷会快速缓解睑腺炎。

流鼻血

宝宝在出生后的头几年至少会流一次鼻血，而且很可能流很多次。一些学龄前宝宝甚至一周之内流几次。大多数情况下，流鼻血是正常的，并不危险，与空气和鼻腔的湿度有很大关系，只是看上去有可能非常吓人，家长们看到后很恐慌。

怎么鉴别： 感冒或过敏、鼻部损伤、空气干燥等都有可能引起宝宝流鼻血。反复多次流鼻血就要到医院就诊。

怎么处理： 当宝宝出现流鼻血时，家长要保持镇定。可以让宝宝保持坐姿或站姿，将宝宝的头微微向前倾，捏住宝宝的鼻翼保持至少 10 分钟，10 分钟后松开手，让宝宝保持不动；如果还没有止血，再次捏住宝宝的鼻翼；如果 10 分钟后依然没有止血，你就要继续捏住宝宝的鼻翼，并将宝宝送至最近的医院处理。一定不要让宝宝抠鼻子。想办法提升室内的空气湿度，预防宝宝鼻腔干燥。如果宝宝鼻腔湿润后仍反复流鼻血，需要进一步检查，以确定是否有其他疾病。

桡骨小头半脱位

很多宝宝被照护人牵拉胳膊后突然疼痛哭闹，手臂不愿意动，这时可能出现桡骨小头半脱位，也叫牵拉肘。这是 3 岁以下宝宝经常发生的疼痛性肘部损伤，也会发生于更大一些的宝宝。

怎么鉴别： 宝宝常常会把手臂紧靠在身体一侧，肘部微屈，手臂朝向身体。当宝宝有手臂牵拉史，又出现哭闹、手臂拒碰等表现时，要立即去医院就诊。

怎么处理： 牵拉肘需要专业医生治疗。医生在将宝宝的肘关节复位之前，会考虑是否存在骨折的情况，可能会让宝宝做一次 X 线检查。如果没有发现骨折，医生会帮助宝宝手法复位。医生会建议用绷带将反复脱位的宝宝的手臂吊起来 1～2 天，特别是当牵拉肘在得到治疗前已经超过 2 小时的时候。如果牵拉肘发生在几天之前，医生就有可能为宝宝上夹板或打石膏，并保持 1～2 周。照护人一定不要用力牵拉宝宝的手或手腕，或拽着宝宝的手臂摆动。如果需要把宝宝举高，请从腋下抓住他 / 她的身体并举起来。

磨牙

照护人听到宝宝磨牙时，可能会猜想宝宝体内缺少什么元素而担心。其实大约 1/3 的宝宝都会表现出某种形式的磨牙，有的发生在醒着时，但更常发生在睡着时，可能有多种原因，包括精神紧张、睡眠障碍、脑损伤和神经功能障碍等。长期磨牙会导致牙釉质磨损、头痛、颞下颌关节疼痛或功能紊乱及咀嚼肌酸痛。

怎么鉴别： 宝宝在睡觉时从口腔发出咯吱咯吱的磨牙声。

怎么处理： 年幼的宝宝会自行停止磨牙，但也可能会持续磨牙直到成年。用于治疗磨牙的方法取决于宝宝磨牙的严重程度，包括使用夜间护牙套、心理疏导及调节、转移注意力或使用药物等。

第七章

伤害防范

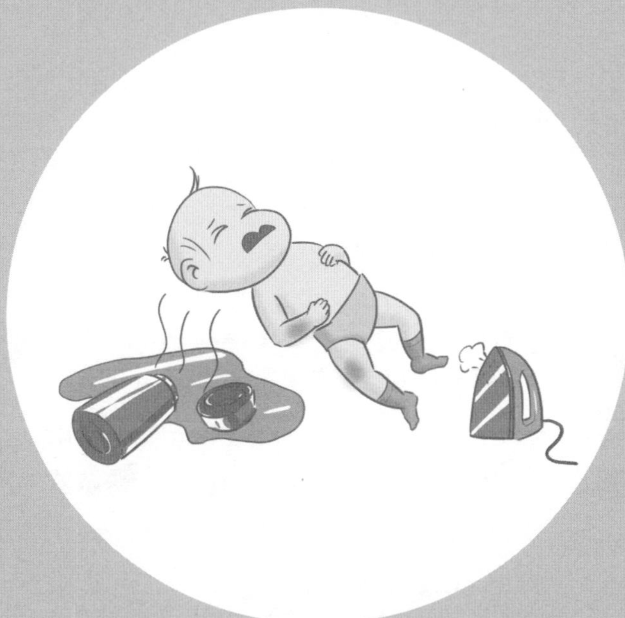

伤害是指外来的、突发的、非本意的、非疾病的使身体受到损伤的客观事件。常见的宝宝伤害主要有中毒、道路交通伤害、动物伤害、跌倒伤、溺水、烧烫伤、异物阻塞及切割伤、擦伤、电击伤等。

中毒

中毒是指因暴露于一种外源性物质造成细胞损伤或死亡而导致的伤害。常见的毒物包括农药、药物、日用化学品、有毒植物、有毒气体等。这里的中毒指急性中毒，不包括慢性中毒。

怎么鉴别： 发生中毒时，一般在宝宝身上或嘴巴周围能闻到特殊味道。严重时宝宝可能会出现意识障碍、昏迷，大、小便失禁，抽搐发作等表现。

怎么处理： 一旦发现宝宝有疑似中毒迹象，不管严不严重，都需要立即送宝宝到医院就诊，医生会根据可能导致宝宝中毒的毒物采取相应的解救措施，比如洗胃、催吐等。预防中毒需做好以下几点。①将药物、日用化学品等存放在宝宝无法接触的固定位置，玩具及生活用品应安全无毒，同时照护人要关注宝宝的啃咬行为，避免宝宝因啃咬而导致中毒。②规范使用消毒剂、清洁剂。③使用煤火取暖的房间应有窗户、风斗等通风结构，并保证正常工作；正确安装、使用符合标准的燃气热水器。④不种植有毒植物，不饲养有毒动物。⑤避免有毒食物引起宝宝中毒，例如有毒蘑菇、未彻底加热煮熟的扁豆等。

道路交通伤害

道路交通伤害是指道路交通碰撞造成的致死或非致死性损伤。道路交通碰撞是指发生在道路上至少牵涉一辆行进中车辆的碰撞事件，也就是人们常说的车祸。车祸事件在当今社会非常多见，常常造成难以承受的后果。

怎么鉴别：发生车祸时，宝宝可能会出现碰撞伤、擦伤、挤压伤等，要及时解救。

怎么处理：当发生车祸时，立即检查宝宝的受伤情况，及时送医。照护人平时要重视宝宝的出行安全。携带宝宝出行时，应严格遵守道路交通法规，密切看管，并限制宝宝随意活动，可以给宝宝穿戴有反光标识的衣服，过马路时必须有大人陪同看管，抱着宝宝过马路或者抓紧宝宝手腕过马路。宝宝乘坐童车或汽车出行时，要规范使用安全带或儿童安全座椅。

动物伤害

很多照护人认为，宝宝容易被奇怪的或者野生的动物伤害，但事实上大多数咬伤来自宝宝熟悉的动物，包括家养宠物。这些咬伤有时会造成严重的伤口、面部损伤及情绪问题。

怎么鉴别：当发现宝宝身上出现疑似动物咬伤的伤口时，不管是什么时候被动物咬伤的，也不管伤口有多小，家长都应带宝宝就医。医生可能需要检查宝宝是否接种了破伤风疫苗，或帮宝宝预防狂犬病。

怎么处理：如果宝宝被动物咬伤至出血，应持续按压该部位 5 分钟或直到止血。然后轻轻地用清水和肥皂清洗伤口，并带宝宝就医。如果伤口非常大或者止不住血，就要一直按住伤口并带宝宝就医。如果伤口非常大而且伤口边缘不能合拢，伤口有可能需要缝合。医生有可能建议 48 小时内复诊以检查宝宝的伤口是否出现感染迹象，还可能会用抗生素治疗、接种狂犬病疫苗等。有心理创伤的宝宝可能还需要心理医生进行疏导治疗。

跌倒伤

当宝宝出现因倒在地面、地板或其他较低平面上的非故意事件造成的身体损伤时，就是跌倒伤。常见的宝宝跌倒伤原因包括滑倒，从家具、楼梯或娱乐运动设备上跌落，从阳台坠楼等。宝宝正处于运动能力的发展过程中，跌倒较常见，照护人要加强防护，尽可能预防宝宝跌倒伤。

怎么鉴别：一般宝宝跌倒后都会因疼痛出现大声哭闹，照护人很容易发现。

怎么处理：先判断宝宝的受伤程度，比较严重时需要送至医院处理，受伤轻微时可以在家观察。平时的防范和护理更为重要。比如宝宝活动区域的地面要平整、防滑、无障碍、无尖锐突出物，要清除可能绊倒婴幼儿的家具、电线、玩具等物品。为宝宝选择适宜活动的鞋、衣服等服饰。为宝宝换尿布、衣物时，照护人要始终与宝宝保持近距离，中途不能离开。另外，床上要安装护栏，因为经常发生夜间大人熟睡后宝宝掉床的情况。在窗户、楼梯、阳台等周围不摆放可攀爬的家具或设施。宝宝使用娱乐运动设备过程中或上、下楼梯时，照护人要对玩耍运动环境、设备设施进行安全性检查，并加强看护，与其保持较近距离，并确保宝宝在视线范围内。如果孩子坠楼，要第一时间拨打120急救电话，尽量不移动或者平移孩子的身体，避免造成二次伤害；当其出现呕吐症状时，要及时将呕吐物清除干净，并将头偏向一侧，防止吸入窒息；如果出现呼吸、心跳停止，要保持呼吸道通畅后马上给予人工呼吸和心脏按压。

溺水

溺水是水进入呼吸系统所发生的病理状态。常见的宝宝溺水地点包括浴缸、水盆、水桶等室内设施及池塘、游泳池等室外场所。

怎么鉴别：宝宝掉进水里可能会出现呛咳、窒息，甚至更为严重的后果。

怎么处理：如果宝宝没有了意识，要紧急对宝宝进行施救，尽快心肺复苏非常重要，同时周围人拨打120急救电话，尽快将宝宝送至医院。如果宝宝溺水时间短，意识和呼吸都是正常的，他们常常会因为受到惊吓而大哭，宝宝这时候更需要照护人的安抚和拥抱，而不是惩罚和责骂。预防溺水最好的办法就是时刻保持宝宝在照护人的视线范围内，避免宝宝误入盥洗室、厨房、水池边等有水区域。宝宝在水中或水边玩耍时，照护人更要专心看护，始终与宝宝保持近距离，中途不能离开。

烧烫伤

引起宝宝烧烫伤的原因各不相同，包括阳光灼伤、热水或其他热液体烫伤、火烧伤、电击伤和化学性烧伤。这些都有可能导致永久性损伤，使皮肤及重要器官留下瘢痕。防烧烫伤的安全意识和知识普及是非常必要的，比如宝宝不能自己去接热水，宝宝不能靠近厨房炉灶，宝宝不能玩火柴和打火机，宝宝不能燃放烟花爆竹等。

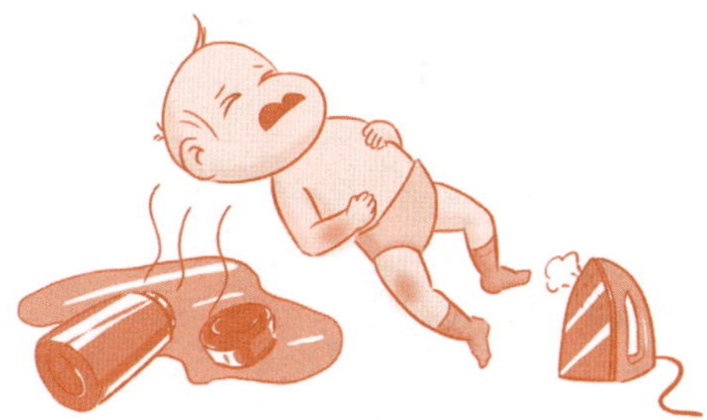

烧烫伤

怎么鉴别：当发现宝宝身上有明显的烧伤、烫伤痕迹，并且有明确的热、电、火等危险物品接触史，就需要立即采取急救措施，并及时就医。

怎么处理：宝宝受烧烫伤后要立即用凉水冲受伤部位，冲水时间应足够长（半小时左右），以使这个部位冷却并缓解疼痛。立即用凉水浸泡以冷却任何可能燃烧的衣服，然后轻轻地将烧烫伤部位的所有衣服移走。医生如果认为宝宝的烧烫伤不太严重，可能会教你如何在家给宝宝清洗伤口，以及如何用药膏和无菌纱布给宝宝包扎伤口。严重时需要住院治疗。

呼吸道异物阻塞

当宝宝吸入空气以外的东西，呼吸道被食物或其他物体堵住时，就会发生呼吸道异物阻塞，这是会立即威胁到生命的大问题，需要每个照护人万分重视。照护人应掌握详细、完整的呼吸道异物阻塞急救方法，因为缺氧时间越长，宝宝遭受永久性脑损伤和死亡的风险也越大。

怎么鉴别： 当发现宝宝的呼吸道被堵塞、自己无法将异物清除、无法咳嗽、无法说话时，需要立即作出反应，帮助宝宝清除异物。

怎么处理： 如果宝宝在咳嗽，就让宝宝咳，直到呼吸道畅通。如果能看见卡在咽喉的东西，小心地将手指伸进宝宝的嘴里，取出异物；如果什么也看不见，千万不要把手指伸到宝宝嘴里去。立即对宝宝进行抢救，同时呼叫 120 急救电话。异物窒息、呛奶窒息的抢救方法是海姆立克急救法，又名“海氏急救法”，每个照护人都应该掌握。

1 岁以下宝宝窒息时的海氏急救法： 救护人一只手捏住宝宝下颌骨两侧，手臂贴着宝宝的前胸，另一只手托住宝宝后颈部，让其脸朝下趴着，在宝宝两个肩胛的中点处用掌根用力叩击 5 次，并观察宝宝是否将异物吐出。如果异物还没出来，再把宝宝翻过来，脸朝上，救护人一只手托住宝宝后颈部，另一只手中指和示指并拢放在宝宝胸骨下端凹陷处快速按压 5 次。注意：施救时，宝宝的体位一直是头低于胸，随时观察宝宝嘴里有没有东西出来，循环使用背部叩击法和胸部按压法，直至异物冲出为止。

1 岁以上宝宝窒息时的海氏急救法： 救护人站在宝宝身后，双臂环抱其腰腹部，一手握拳，拳心向内按压于宝宝肚脐和肋骨之间，另一只手握住拳头，双手快速用力向上冲击，反复按压，直到异物吐出。

平时的预防对呼吸道异物阻塞是至关重要的，教育宝宝不能乱吃不该吃的东西，吃东西时不能玩耍、奔跑、大哭、大笑。

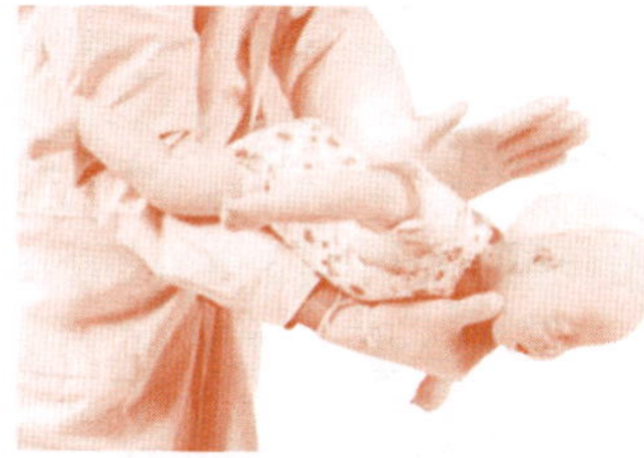

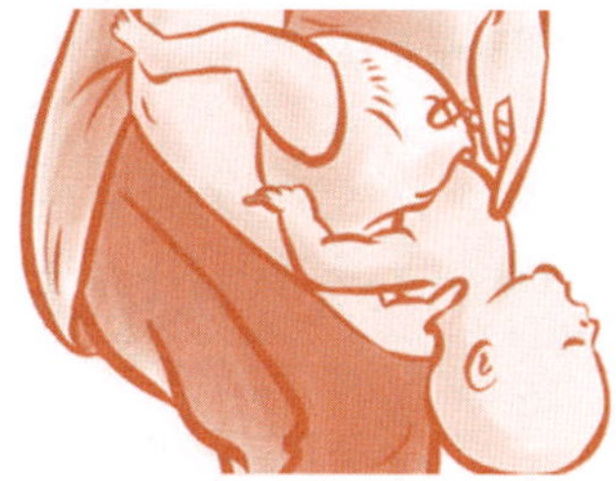

海姆立克急救法（1 岁以下宝宝）

切割伤和擦伤

当宝宝被刀子之类的利具划伤、穿透皮肤并影响皮下组织的损伤就是切割伤。伤口越深，就越容易出现其他问题（如流血），还有可能损伤神经和肌腱。好在一般发生在宝宝身上的大多数损伤是擦伤，也就是皮肤的表层剥脱。如果擦伤范围大，可能引起出血，不过一般来说出血量很少。

怎么鉴别：当发现宝宝身上出现了接触一些物品后而引起的皮肤擦伤或切割的伤口时，就要引起重视。

怎么处理：擦伤的部位首先需要用清水冲洗，冲掉皮肤碎屑，然后轻轻地用温水和肥皂清洗。对于大一点儿的或有渗出液的擦伤，应该涂抹抗生素药膏，然后用伤口敷料包扎。如果照护人不能处理，就及时寻求医生帮助。日常生活中，照护人如果发现任何有可能给宝宝带来危险的东西，都应该及时清理掉。

电击伤

当一定电流通过人体引起损伤、功能障碍甚至死亡时，称为电击伤，俗称触电。轻度电击伤可出现短暂的面色苍白、呆滞、对周围失去反应、恶心、心率加快，严重者可出现昏迷、心律严重不齐、瞳孔扩大，呼吸、心跳停止而死亡。引起宝宝电击伤的原因主要是宝宝自控能力比较差，好奇好动，再加上很多家长用电安全意识较为薄弱，因此很多客观因素会导致意外发生。常被报道的触电场所如喷泉周围、工厂车间、暴露的电源插座等。

怎么鉴别：当发现宝宝玩耍时突然出现反应呆滞，甚至昏迷时，要及时检查周围是不是有裸露的电源，及时就医。

怎么处理：一旦确定宝宝是触电所致，首先用绝缘物将宝宝和引起触电的电线或电源等断开。同时让周围人拨打120，及时送到医院抢救治疗。如果宝宝持续昏迷不醒，在救护车未到达之前，现场照护人应立即行心肺复苏施救。为避免意外发生，需要照护人勤加防范。全社会应加强防电知识的普及，加大宝宝看护力度，做好安全用电的教育工作，严格按照用电要求安装室内电器的开关和插座，安装高度合适，以免宝宝触及，禁止宝宝进入高压电力设备附近玩耍，这些都是预防和减少宝宝电击伤发生的方法。另外，电击伤宝宝常常会有不同程度的伤残，要做好宝宝的心理护理及生活指导，鼓励宝宝增强社会适应能力、生活能力，面对任何困难时，要有挑战困难的信心。

捂热综合征

捂热综合征也称蒙被综合征，常因为过度保暖或捂闷过久引起，导致较为严重的后果，表现为缺氧、高热、大汗、脱水、抽搐、昏迷，以及呼吸、循环衰竭和脑、心、肾等多器官损害。这种情况多见于新生儿及小婴儿，多与照护人缺乏护理知识有关，寒冷季节常常发生，炎热的夏季也会发生，比如：照护人带宝宝在外界气温40℃情况下乘车约2小时，在未开空调、未开车窗、未通风换气而且包裹2层棉毯后急性发病，宝宝随后出现发热、嗜睡、拒乳、尿少、惊厥等表现。捂热综合征通常起病急、病情重，病死率高，有些抢救成功的宝宝甚至会遗留中枢神经后遗症，所以照护人需要高度关注这个问题。

怎么鉴别： 如果宝宝在过度捂被后出现高热、大汗、不吃奶，甚至抽搐、昏迷等表现，一定要及时想到捂热综合征，及时就医。

怎么处理： 当照护人发现宝宝出现捂热综合征的表现时，立即就医，医生会即刻开始对宝宝进行抢救，常常会给予吸氧、降温、镇静、维持呼吸及内环境稳定等对症的治疗措施。但因为捂热综合征的后果常较为严重，因此预防它的发生更为重要。照护人应该学习新生儿及婴幼儿护理知识，防止意外损伤发生。照护人掌握以下几点，可避免捂热综合征发生，如提倡母婴分睡，勿蒙被过严或含乳头睡在母亲腋下；出门时不用衣被包裹过厚、过紧；不带宝宝到温度过高、通风不良的环境中。

小贴士

防止宝宝走失、被诱骗和侵犯。照护人带宝宝外出时，一定要时刻盯紧宝宝，牵着宝宝的手；宝宝学会说话后就要教宝宝牢记家庭成员的名字、电话及住址，也可以在宝宝的口袋中放置一张家长联系方式卡。一旦发生宝宝走失事件，照护人要立即报警，同时联系社群寻人。尽可能站在高处寻找并呼喊宝宝名字。照护人平时要告诉宝宝不能单独给陌生人开门，包括自称快递员或送餐员的人；不单独和小伙伴或亲戚、邻居等出去玩儿，一定要得到照护人的允许后才可以去；遇见陌生人搭话，可以回答，但要有戒备，不能吃、喝陌生人给的食物或饮料，更不跟陌生人走。宝宝如果发现自己找不到照护人，学会在原地等待，或者找安保人员帮忙，要事先教会宝宝认识警察和安保人员。

第八章

免疫接种

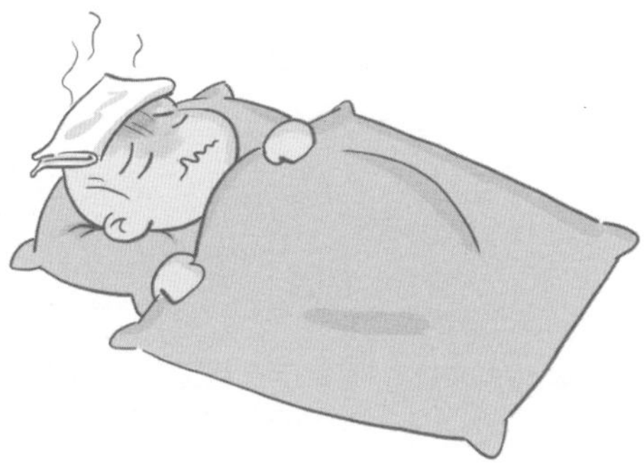

一、基本接种知识

为什么要接种疫苗

常规疫苗接种已经成为保护宝宝不受多种疾病侵害的最佳保护措施，比如可以免受脊髓灰质炎、脑膜炎、肺炎、百日咳、白喉、破伤风、麻疹、风疹、水痘、结核病、乙型肝炎、甲型肝炎、流行性乙型脑炎、流行性感冒、流行性腮腺炎等疾病困扰。现在，这些传染性疾病在很多国家的发病率都很低，正是得益于疫苗接种的普及。

人体获得抗体的主要途径

★ 出生时从母体获得：通过胎盘从母体获得抗体，一般 6~8 个月消退。

★ 患病获得：患传染病后获得具有持久保护力的特异性抗体。

★ 接种疫苗获得：接种疫苗后，宝宝获得疫苗所针对传染病的持久免疫保护。

疫苗如何对人体起到保护作用

将细菌或病毒经适当处理后以无害形式（疫苗）、适宜的途径接种于人体，通过机体的免疫系统产生特异性的保护性抗体，以后再次接触同种细菌或病毒时，机体所产生的抗体即可清除进入机体的同种病原微生物，从而使受种者避免因感染而致病。

所以，免疫接种是预防和控制传染病最有效、最经济、最便捷的方式。

疫苗的分类

一类疫苗：政府免费提供，公民应当依照政府规定受种的疫苗，如乙肝疫苗、卡介苗、百白破疫苗、脊髓灰质炎疫苗、麻疹疫苗等。

二类疫苗：自费并且自愿受种的其他疫苗，如流感疫苗、五联疫苗、水痘疫苗、肺炎疫苗、轮状病毒疫苗等。

如何认识二类疫苗

一类疫苗与二类疫苗是一种行政分类，不是医学分类，这种划分也只是暂时的，随着国家经济实力的提高，许多二类疫苗也将纳入国家免疫规划成为免费接种疫苗。

有些照护人认为，二类疫苗不重要，接不接种无所谓。这种观念是错误的。从疾病预防的角度看，所有上市的疫苗都同样重要，而且有些二类疫苗针对的疾病对人们威胁很大，如肺炎、流感、水痘、手足口病等。有些二类疫苗还是一类疫苗的有效补充，如脊髓灰质炎灭活疫苗（IPV）、联合疫苗等，针对部分存在禁忌证或免疫力低下的宝宝，可降低不良反应发生率。

接种疫苗前的准备工作

★ 了解自己宝宝应该接种的疫苗种类、预防的疾病、疫苗禁忌证、接种后的正常反应和异常反应及异常反应处理原则。

★ 准备好宝宝的预防接种证。

★ 接种前一天给宝宝洗澡，保持接种部位清洁。

★ 换上整洁、宽松的衣服，方便检查宝宝身体，露出接种部位。

★ 口服脊髓灰质炎减毒活疫苗前、后 30 分钟避免温、热食物和饮品。

★ 向医生说明宝宝的健康状况，如身体不适，要和医生预约补打的时间。

接种疫苗后的反应

★ **一般反应**：由疫苗本身所固有的特性引起的，一般不会造成生理功能障碍。

★ **局部反应**：接种疫苗后当天（12～24 小时）局部出现红、肿、热、痛，一般 2～3 天消退。

★ **全身反应**：发热、烦躁、易激惹、睡觉不踏实、食欲减退、腹泻、呕吐，有皮疹但较轻微。

★ **偶合反应**：指接种疫苗时，正处于一种疾病发病的潜伏期，刚好发病，纯属巧合，与接种疫苗无关。

如何处理疫苗反应

无论局部还是全身反应，通常无须特殊处理，只要注意休息，适当饮水，防止继发其他疾病，一般 1～2 天这些反应就会自动消失。体温 $<$ 38.5℃，物理降温，适当饮水，注意休息即可；体温 $\geqslant$ 38.5℃，可服用安全的退热药。当全身反应较重，持续发热时，就要及时去医院就诊。如果接种部位红肿、硬结，可用温度适宜的湿毛巾热敷（卡介苗接种除外）。

疫苗接种程序

接种年龄：国家免疫规划和非免疫规划疫苗的免疫接种程序如下，如果宝宝未按照所推荐的年龄及时完成接种，应根据补种通用原则和每种疫苗的具体补种要求进行补种。

接种部位：疫苗接种途径通常为口服、肌内注射、皮下注射和皮内注射。注射部位常为上臂外侧三角肌处和大腿前外侧中部。当多种疫苗同时注射接种（包括肌内、皮下和皮内注射）时，可在左右上臂、左右大腿分别接种，卡介苗选择上臂。

补种通用原则

★ 应尽早进行补种，尽快完成全程接种，优先保证国家免疫规划疫苗的全程接种。

★ 只需补种未完成的剂次，无须重新开始全程接种。

★ 如果遇到无法使用同一厂家同种疫苗完成接种程序的情况时，可使用不同厂家的同种疫苗完成后续接种。

国家免疫规划疫苗儿童免疫程序表（2024 年版）

可预防疾病	疫苗种类	接种途径	剂量	英文缩写	接种年龄														
					出生时	1 月龄	2 月龄	3 月龄	4 月龄	5 月龄	6 月龄	8 月龄	9 月龄	18 月龄	2 岁	3 岁	4 岁	5 岁	6 岁
乙型病毒性肝炎	乙肝疫苗	肌内注射	10 微克或 20 微克	HepB	1	2					3								
结核病	卡介苗	皮内注射	0.1 毫升	BCG	1														

续表

可预防疾病	疫苗种类	接种途径	剂量	英文缩写	接种年龄														
					出生时	1月龄	2月龄	3月龄	4月龄	5月龄	6月龄	8月龄	9月龄	18月龄	2岁	3岁	4岁	5岁	6岁
脊髓灰质炎	脊髓灰质炎灭活疫苗	肌内注射	0.5毫升	IP			1	2											
	脊髓灰质炎减毒活疫苗	口服	1粒或2滴	bO					3								4		
百日咳、白喉、破伤风	百白破疫苗	肌内注射	0.5毫升	DT			1		2		3			4					5
麻疹、风疹、流行性腮腺炎	麻腮风疫苗	皮下注射	0.5毫升	MM								1		2					
流行性乙型脑炎	乙脑减毒活疫苗	皮下注射	0.5毫升	JE								1			2				
	乙脑灭活疫苗	肌内注射	0.5毫升	JE								1、2			3				4

续表

可预防疾病	疫苗种类	接种途径	剂量	英文缩写	接种年龄														
					出生时	1月龄	2月龄	3月龄	4月龄	5月龄	6月龄	8月龄	9月龄	18月龄	2岁	3岁	4岁	5岁	6岁
流行性脑脊髓膜炎	A群流脑多糖疫苗	皮下注射	0.5毫升	MP							1		2						
	A群C群流脑多糖疫苗	皮下注射	0.5毫升	MP												3			4
甲型病毒性肝炎	甲肝减毒活疫苗	皮下注射	0.5毫升或1.0毫升	He										1					
	甲肝灭活疫苗	肌内注射	0.5毫升	He										1	2				

国家非免疫规划疫苗儿童免疫程序表（2024 年版）

疫苗种类	接种途径	剂量	英文缩写	接种年龄																		
				1月龄	1.5月龄	2月龄	2.5月龄	3月龄	3.5月龄	4月龄	5月龄	5.5月龄	6月龄	7月龄	12月龄	18月龄	2岁	3岁	4岁	6岁	9岁	16岁
乙肝疫苗	肌内注射	0.5 毫升	HepB	2									3									
成人乙肝疫苗	肌内注射	1 毫升	HepB																			1
脊髓灰质炎灭活疫苗	肌内注射	0.5 毫升	IPV			1		2		3						4						
口服轮状病毒活疫苗	口服	3 毫升	Rota			1																
口服五价重配轮状病毒减毒活疫苗	口服	2 毫升	RV5		1		2		3													
13 价肺炎球菌多糖结合疫苗（国产）	肌内注射	0.5 毫升	Pcv13		1				2			3			4							
13 价肺炎球菌多糖结合疫苗（进口）	肌内注射	0.5 毫升	Prevenar 13		1		2		3						4							

续表

疫苗种类	接种途径	剂量	英文缩写	接种年龄																		
				1月龄	1.5月龄	2月龄	2.5月龄	3月龄	3.5月龄	4月龄	5月龄	5.5月龄	6月龄	7月龄	12月龄	18月龄	2岁	3岁	4岁	6岁	9岁	16岁
百白破、IPV和b型流感嗜血杆菌（Hib）疫苗（五联）	肌内注射	0.5毫升	DTap-IPV-Hib			1		2		3						4						
无细胞百白破和b型流感嗜血杆菌疫苗	肌内注射	1毫升	DTap-Hib					1		2	3					4						
b型流感嗜血杆菌疫苗	肌内注射	0.5毫升	Hib					1		2	3					4						
A群C群脑膜炎多糖结合疫苗	肌内注射	0.5毫升	Mpcv-AC					1		2	3											
肠道病毒71型灭活疫苗	肌内注射	0.5毫升	EV71										1	2								
水痘减毒活疫苗	皮下注射	0.5毫升	Var												1				2			

续表

疫苗种类	接种途径	剂量	英文缩写	接种年龄																		
				1月龄	1.5月龄	2月龄	2.5月龄	3月龄	3.5月龄	4月龄	5月龄	5.5月龄	6月龄	7月龄	12月龄	18月龄	2岁	3岁	4岁	6岁	9岁	16岁
23 价肺炎疫苗	肌内注射	0.5 毫升	Pcv23														1					
ACYW135 流脑疫苗	皮下注射	0.5 毫升	Men ACYW 135															1		2		
儿童流感疫苗	肌内注射	0.25 毫升	Flu										1	2								
成人流感疫苗	肌内注射	0.5 毫升	Flu															1				
腮腺炎减毒活疫苗	皮下注射	0.5 毫升	Mum																1			
双价 HPV 疫苗	肌内注射	0.5 毫升	Hpv2																		1	

3 岁前应该完成的疫苗接种

- ★ 预防乙型肝炎病毒感染的乙肝疫苗。
- ★ 预防结核分枝杆菌感染的卡介苗。
- ★ 预防脊髓灰质炎病毒感染的脊髓灰质炎灭活疫苗。
- ★ 预防百日咳、白喉、破伤风 3 种疾病的百白破疫苗。

★ 预防麻疹、腮腺炎、风疹病毒感染的麻腮风疫苗。

★ 预防流行性乙型脑炎病毒感染的乙脑疫苗。

★ 预防流行性脑脊髓膜炎的 A 群流脑多糖疫苗。

★ 预防甲型肝炎病毒感染的甲肝减毒活疫苗。

二、常见特殊健康状态宝宝的疫苗接种

早产儿

如果早产儿出生体重≥ 2.5 千克，可以接种各类疫苗；出生体重＜ 2.5 千克，不能接种卡介苗。乙型肝炎表面抗原阳性或不详的母亲所生的早产儿应在出生后 24 小时内尽早接种第 1 剂乙肝疫苗，接种后 1 个月，再按 0、1、6 个月程序完成 3 剂次乙肝疫苗接种。乙型肝炎表面抗原阳性母亲所生早产儿，出生后接种第 1 剂乙肝疫苗的同时，在不同（肢体）部位肌内注射 100U 乙型肝炎免疫球蛋白。危重早产儿应在生命体征平稳后尽早接种第 1 剂乙肝疫苗。

支气管哮喘

支气管哮喘不是预防接种的禁忌，哮喘缓解期且健康状况较好时，要按免疫规划程序进行预防接种。目前麻腮风疫苗来自鸡胚成纤维细胞，发生不良反应的风险明显降低。出现喘息、咳嗽、气促、胸闷等哮喘急性发作时，尤其是全身应用糖皮质激素时，应暂缓接种。根据美国免疫实施咨询委员会的建议，停止全身应用糖皮质激素 1 个月后，可正常接种疫苗。

食物过敏

许多食物可以引起人体过敏，最常见的致敏食物有牛奶、鸡蛋、花生、坚果、甲壳类和贝类、鱼、小麦和大豆。目前绝大多数疫苗不含有食物相关成分，不会因食物相关成分导致过敏反应。食物过敏的宝宝可以按免疫程序正常接种，有蛋类严重全身过敏反应史的宝宝，应在医疗机构监护下接种流感疫苗。食物过敏的急性反应期（如并发哮喘、荨麻疹等）或接种部位皮肤异常（湿疹、特应性皮炎等）时，应暂缓接种。

先天性心脏病

先天性心脏病是胎儿期心脏及大血管发育异常所致的先天性心脏结构畸形。生长发育良好、无临床症状、心功能无异常的先天性心脏病患儿可以接种疫苗；接受心脏介入治疗后，复查心功能无异常的宝宝可以接种疫苗；接受心脏外科手术后 3 个月，复查心功能无异常，也可以接种疫苗。伴有心功能不全、严重肺动脉高压等并发症的先天性心脏病宝宝，暂停接种；发绀型先天性心脏病宝宝，需要多次住院手术者，暂停接种；需要专科评估的其他情形，如免疫缺陷、感染、严重营养不良、使用免疫抑制剂等先天性心脏病宝宝，暂停接种。

湿疹

湿疹多在婴儿期发生，大约 50% 的湿疹宝宝会发展成过敏性鼻炎或哮喘。湿疹宝宝皮肤屏障功能被破坏，易继发刺激性皮炎、感染及过敏而加重皮损。湿疹宝宝应接种疫苗，且接种疫苗后不会加重湿疹疾病的症状。接种各类疫苗时应避开湿疹部位。

热性惊厥

热性惊厥是宝宝最常见的神经系统疾病，绝大多数是良性结局，随着年龄增长不再出现。在接种某些疫苗后，发生热性惊厥的风险可能会增加。对于单纯性热性惊厥，或非频繁发作的热性惊厥（半年内发作＜3次，且1年内发作＜4次），既往没有惊厥持续状态（惊厥持续超过半小时），本次发热性疾病痊愈后，可按免疫程序接种各类疫苗，建议每次接种1剂次。对于复杂性热性惊厥，或短期内惊厥频繁发作（半年内发作≥3次，或1年内发作≥4次），建议暂缓接种。

癫痫

癫痫发作可能危害宝宝认知和运动发育，直接影响康复疗效及预后，同时对宝宝家人（尤其母亲）的生活质量带来显著负面影响。接种疫苗有助于预防感染性疾病的发生，防止脑损伤进一步加重。6个月及以上未发作的癫痫宝宝（癫痫已控制），无论是否服用抗癫痫药物，可以接种所有疫苗。有癫痫家族史者，也可以接种疫苗。近6个月内有癫痫发作的宝宝，暂缓接种。

脑性瘫痪

脑瘫宝宝接种疫苗是安全的。接种疫苗带来的免疫保护会使脑瘫宝宝获益更多。脑瘫宝宝可以按免疫程序接种任何疫苗。

新生儿颅内出血

新生儿时期Ⅰ、Ⅱ级脑室周围－脑室内出血和蛛网膜下腔出血及硬膜下出血宝宝，如出血得到控制，生命体征平稳，应及时接种乙肝疫苗和卡介苗。新生儿时期Ⅲ、Ⅳ级脑室周围－脑室内出血宝宝，有较明显的脑软化、空洞脑等异常改变，如果存在进行性神经系统疾病后遗症，应暂缓接种乙肝疫苗和卡介苗。

黄疸

生理性黄疸、母乳性黄疸宝宝身体健康状况良好者，可按免疫程序接种疫苗。病理性黄疸宝宝生命体征平稳者，可正常接种乙肝疫苗，在未查明病因前，应暂缓接种其他疫苗。

感染性疾病

宝宝处于上呼吸道感染、中耳炎、鼻窦炎、肺炎、急性胃肠炎、尿路感染、腹腔感染、脑炎、脑膜炎等疾病急性期或最近患过急性疾病，是计划接种疫苗还是推迟接种，要参考医生建议。通常急性感染性腹泻宝宝应暂缓接种口服减毒活疫苗。患中度和重度急性感染性疾病的宝宝，在疾病好转前暂缓接种疫苗，疾病完全恢复后，才可以接种疫苗。

自身免疫性疾病

自身免疫性疾病包括系统性红斑狼疮、幼年特发性关节炎、干燥综合征、多发性硬化症、类风湿关节炎、重症肌无力等。患有自身免疫性疾病的宝宝更需要通过接种疫苗预防感染，疾病缓解期可接种灭活疫苗，疾病急性期（活动期）暂缓接种各类疫苗。使用激素、免疫抑制剂或靶向生物制剂治疗期间，应暂缓接种减毒活疫苗。

贫血

贫血是宝宝常见疾病之一，贫血宝宝发生感染的危险性较高。轻、中度缺铁性贫血不伴有其他症状的宝宝，可以接种疫苗；轻、中度贫血且无急性溶血表现的溶血性贫血宝宝，可以接种疫苗；重度缺铁性贫血和/或伴有肝脾大、心功能异常、合并感染的宝宝，暂缓接种疫苗；重度、极重度贫血或有急性溶血表现的溶血性贫血宝宝，暂缓接种疫苗；失血性贫血宝宝，暂缓接种疫苗，待原发病恢复后或失血病因纠正后，经专科评估决定是否接种疫苗。

肝病

慢性肝病导致轻、中度肝功能异常或胆红素升高的宝宝，可以接种各类疫苗。肝硬化宝宝可以接种灭活疫苗。急性肝功能异常、肝病有出血倾向或肝功能衰竭的宝宝，暂缓接种各类疫苗。肝硬化宝宝禁忌接种减毒活疫苗。

肾脏病

肾脏病是由各种原因引起肾脏结构和功能障碍的一类疾病的统称，病情迁延 3 个月以上者为慢性肾脏病。不使用免疫抑制剂的肾脏病宝宝，在无症状期可接种各类疫苗；使用免疫抑制剂的肾脏病宝宝，在缓解期可接种灭活疫苗。不使用免疫抑制剂的肾脏病宝宝，在症状发作期暂缓接种各类疫苗。

参考文献

[1] 李辉，季成叶，宗心南，等．中国 0 ~ 18 岁儿童、青少年身高、体重的标准化生长曲线 [J]. 中华儿科杂志，2009，47（7）：487-492.

[2] 陈荣华，赵正言，刘湘云．儿童保健学 [M].5 版．南京：江苏凤凰科学技术出版社，2017.

[3] 于广军．高危儿保健管理 [M]. 北京：人民卫生出版社，2020.

[4] 中华医学会耳鼻咽喉头颈外科学分会听力学组，中华耳鼻咽喉头颈外科杂志编辑委员会．新生儿及婴幼儿早期听力检测及干预指南（草案）[J]. 中华耳鼻咽喉头颈外科杂志，2009，44（11）：883-887.

[5] 儿童眼及视力保健技术规范 [J]. 中华眼科杂志，2013，49（7）：651-652.

[6] 中国妇幼保健协会婴幼儿养育照护专业委员会．婴幼儿养育照护专家共识 [J]. 中国儿童保健杂志，2020，28（9）：1063-1068.

[7] 王晶．婴幼儿养育照护的框架和策略 [J]. 中国儿童保健杂志，2020，28（9）：993-996，1004.

[8] 朱宗涵．养育照护是促进婴幼儿健康成长的重要保障 [J]. 中国儿童保健杂志，

2020，28（9）：953-954，966.

[9] 国家卫生计生委．国家基本公共卫生服务规范（第三版）[EB/OL].（2017-02-28）[2023-09-06]. http：//www.czs.gov.cn/html/zwgk/ztbd/11819/11845/11847/13210/content_921228.html.

[10] 中国营养学会“缺铁性贫血营养防治专家共识”工作组．缺铁性贫血营养防治专家共识 [J]. 营养学报，2019，41（5）：417-426.

[11] MUMMS CF，SHAW N，KIELY M，et al.Global consensus recommendations on prevention and management of nutritional rickets[J].The Journal of Clinical Endocrinology and Metabolism.2016，101（2）：394-415.

[12] 中华预防医学会儿童保健分会．中国儿童钙营养专家共识（2019 年版）[J]. 中国妇幼健康研究，2019，30（3）：262-269.

[13] 中华儿科杂志编辑委员会，中华医学会儿科学分会．儿童过敏性疾病诊断及治疗专家共识 [J]. 中华儿科杂志，2019，57（3）：164-171.

[14] 王惠珊．儿童心理保健技术规范介绍 [C]. 全国儿童发育行为疾病防治与新技术应用研讨会论文集，2016：1-9.

[15] 中国残联办公厅，国家卫生计生委办公厅．关于印发《0-6 岁儿童残疾筛查工作规范（试行）》的通知（残联厅发 [2013]8 号）[EB/OL].（2013-10-12）[2023-09-07]. http：//www.zgmx.org.cn/newsdetail/d-53082-12.html?WebShieldSessionVerify=pQdHHNBhv5FwnOJFyma1.

[16] 国家卫生计生委. 托儿所幼儿园卫生保健工作规范（二〇一二年三月）[J]. 中国妇幼卫生杂志，2012，03（5）：239-256.

[17] 国家卫生健康委. 国家卫生健康委关于印发托育机构设置标准（试行）和托育机构管理规范（试行）的通知. 中华人民共和国国家卫生健康委员会公报 [EB/OL].（2019-10-08）[2023-09-07].https：//www.gov.cn/fuwu/2019-10/16/content_5440463.htm.

[18] 中华预防医学会儿童保健分会. 宝宝喂养与营养指南 [J]. 中国妇幼健康研究，2019，30（4）：392-417.

[19] 国家卫生健康委. 宝宝辅食添加营养指南 [EB/OL].（2020-05-06）[2023-09-07]. https:// www.sohu.com/a/403861589_99924705.

[20] 塔尼娅 · 奥尔特曼. 美国儿科学会育儿百科 [M].7 版. 北京：科学技术出版社，2020.

[21] 国家卫生健康委. 国家免疫规划疫苗儿童免疫程序及说明（2021 年版）[J]. 中国病毒病杂志，2021，11（4）：241-245.